JN050328

使ってみよう！
スヌーズレン

全日本スヌーズレン研究会　監修

柳本 雄次・大崎 博史・逵 直美　編著

は じ め に

　スヌーズレン（Snoezelen）と聞くと、あの仄暗い、バブルチューブ、ウォーターベッド、サイドグロウといった特有の器材のあるスヌーズレン・ルームと呼ばれる特別な部屋及びそこでの活動といったイメージを浮かべる人が多いと思われます。スヌーズレンという用語は、オランダ語の「クンクン匂いを嗅ぐsnuffelen」と「うとうとするdoezelen」という2つの言葉の合成語です。すなわち、能動的に外界に働きかける動的な側面と緊張を弛緩させリラックスする静的な側面を包含したところにこの用語の特徴があります。

　スヌーズレンは、1970年代後半にオランダの重度知的障害者福祉施設で2人の職員（Jan Hulsegge and Ad Verheul）が施設内の障害者の無為な生活の質の充実を求めて五感に対し調整された多重感覚刺激を提供する環境創出の取組から創始されました。1990年代以降、欧米やアジア諸国では、スヌーズレンの活用が、知的障害・重複障害児（者）を対象に、レクリエーションから発展して、さらに教育・治療にまでその実践が驚くほど拡大しています。

　スヌーズレンは、日本には1990年代に島田療育園（現　島田療育センター）の鈴木清子氏により紹介され、その後、重症心身障害者の施設を中心にスヌーズレン・ルームが設置されてきました。その経緯から、スヌーズレンの実践は重症心身障害者の施設（病棟）におけるレクリエーションとしての活用がほとんどでした。他方、特別支援学校では在籍児童生徒の障害の重度・重複化に応じて、様々な専門的な指導法が開発され、実施されてきました。こうした重度・重複障害者に適用される指導法には共通したねらいや方法上の特徴が見受けられます。教師は子どもの実態（ニーズ）や目的に合わせて、適切な指導法を選択・創造する必要があります。

　スヌーズレンは重度・重複障害者の自立活動及び特別活動の一環として導入され、実践が広がりつつあります。私が担当する「重複障害児教育総論」や「肢体不自由児指導法」の科目で授業後受講者に興味・関心のある指導法を回答させたところ、スヌーズレンのもつ魅力は他の指導法よりも興味・関心度が勝っております。

　全日本スヌーズレン研究会は、2008年に当時国際スヌーズレン協会（ISNA）

の代表であったMertens博士からの要請を受けて、2012年1月にISNA日本支部・全日本スヌーズレン研究会として設立されました。当研究会は、教育・医療・保健・福祉・介護等の分野におけるスヌーズレンを総合的に研究・実践し、スヌーズレンの普及を図ることを目的に組織された団体です。そのために、研究会活動として、年間1〜3回の研究会・講演会の開催、関連学会（日本特殊教育学会、日本発達障害学会等）での自主シンポジウムの実施、機関誌『スヌーズレン研究』の刊行を行っています。本書の出版企画もその活動の一つに位置づけられています。

スヌーズレンとは何かについては、重度の障害者に適切な多重感覚空間において最適なレクリエーション・リラクゼーションを提供する、あるいは子どもの感覚、情緒、コミュニケーション面などの心身の発達を支援し促進させる理論と実践であると一般に論じられますが、利用者が自分で選択し、自分のペースで時間を過ごし楽しむことを通して、自己決定と幸福感（QOL）を保障するという基本理念だけが明確に述べられているに過ぎません。したがって、厳密な内容及び方法を規定した理論的基盤らしきものは見当たらないということもできます。

本書は、2017年に教育・福祉・医療・工学等の分野で個人及び組織で、スヌーズレンの理念に即して実践を展開している方々に執筆依頼し、その事例を掲載する企画を立て作業を進めました。しかし、諸般の事情から出版に至らず、2021年になり目途が立ったことから、編集作業を再開し、執筆者に原稿の加筆修正をお願いし、ようやく刊行の運びとなりました。

末尾になりましたが、原稿執筆にご協力いただいた皆様、そして編集・出版に多大の支援をいただいたジアース教育新社の皆様に心よりお詫びと御礼を申し上げます。

2022年9月
全日本スヌーズレン研究会 会長　柳本 雄次

目　次

第 1 章　理論編

1　スヌーズレンって、何だろう？

　「スヌーズレン（Snoezelen）」という言葉を聞いたことがあるけれど、実際に「スヌーズレンって、何？」と尋ねられると、その説明に困る人も多いと思います。そこで、本書では、「スヌーズレンって、何？」という疑問に答えるために、最初にスヌーズレンの定義について整理します。

1　スヌーズレンの言葉の誕生

　まず、「スヌーズレン」はオランダ発祥の言葉です。「スヌーズレン」の創始者の 1 人でもあるアド・フェルフール氏（Ad Verheul,2007）によると、スヌーズレンという言葉は、「オランダ語の『snuffelen（鼻を鳴らす、くんくん匂いを嗅ぐ）』と『doezelen（うたた寝する、うとうと居眠りをする）』という言葉を組み合わせた言葉」だそうです。また、「オランダ人にスヌーズレンとは何かと尋ねると、『その言葉の響きが物語っている』と答える人が多い」とのことです。私たちは、残念ながら、このオランダ語の響きからくる微妙な言葉のニュアンスを理解することは難しいですが、「うたた寝してしまうほどのリラックスできる環境」と「くんくん匂いを嗅ぐような自発的に探究ができる環境」をイメージすることができます。しかし、「リラックスできる環境」と「自発的に探究できる環境」の両者は、決して同じベクトル上にある環境とはいえず、むしろ人間の活動という面から環境について考えたときに、「静」と「動」という意味で、相対立する環境設定であるようにも思えます。

　ところで、アド・フェルフール氏は、「スヌーズレンは、それほど多くの言葉を必要としない、重度障害者のためのリラックスした、創造的な余暇活動である」とも述べています。後述する「スヌーズレンの歴史」でも述べますが、「スヌーズレン」という言葉の誕生は、オランダという地で、いわゆる重度の障害（知的障害や身体障害）者がリラックスして参加できる余暇活動とは何かを考え、彼らが自主的・自発的に参加できる活動環境の提供を行う中で生まれた言葉です。そのようなことを考えると、「スヌーズレン」とは、障害者が各々

リラックスした状態で、自主的・自発的に活動することができる環境を設定すること、また、そこで行われる活動を示していると言えます。

2　スヌーズレンの定義

　さて、その後、世界各地に広まった「スヌーズレン」について、様々な定義がなされています。また、対象も障害者だけでなく、認知症の人、スポーツ選手など様々に応用されています。ここで、スヌーズレン関係諸団体の「スヌーズレン」の定義についてみていきます。

　スヌーズレン関係諸団体のホームページを閲覧すると、スヌーズレンの活用方法については詳しく説明されていますが、「スヌーズレンって、何？」という定義が十分に説明されていない団体も数多くみられます。そこで、スヌーズレンとは何かについて説明されている団体のスヌーズレンの定義から、改めて考えてみたいと思います。

　スヌーズレン®（snoezelen®）（https://www.snoezelen.info/）によると、スヌーズレン®におけるスヌーズレンの定義は、「スヌーズレン多重感覚環境とは、興奮や不安を軽減するためのリラックス空間であると同時に、利用者の興味を引き、喜ばせ、反応を刺激し、コミュニケーションを促進することができる多重感覚環境である」と述べています。この団体の定義からは、スヌーズレンは「環境づくり」であることが示唆されます。しかし、「興奮や不安を軽減するためのリラックス空間であると同時に、利用者の興味を引き、喜ばせ、反応を刺激し、コミュニケーションを促進することができる多重感覚環境」とは具体的にどのような環境を設定するとよいのかは、この定義からは分かりません。各々の人によって、好きな色と嫌いな色があるし、好きな感触と苦手な感触等もあります。各々によって、自分が最もリラックスできる環境は異なりますし、自分が興味・関心のある環境も異なっています。この定義から分かることは、「スヌーズレン」とは、この環境であるという、いわゆる「THE スヌーズレン」という予め決められた環境を想定しているわけではなく、複数の様々な環境を設定して、その設定された環境の中から、利用者が自分のリラックスできる環境を選んだり、探索できる環境を選んだりできるように環境を設定していくことが大切であると推測されます。

　一方、スヌーズレンの定義について、単に「環境設定」だけにとどまらず、その環境の中で行われる「活動」までも含めた定義を示している団体もあります。例えば、日本で初めてスヌーズレンを導入した、社会福祉法人日本心身障

害児協会島田療育センター（https://www.shimada-ryoiku.or.jp/tama/intro/snoezelen/）によると、「スヌーズレンとは、障害を持つ方自身が、自分の選択で、自分自身の時間を持ち、援助者は同じ場で共に過ごす仲間として活動するものです」としています。また、「スヌーズレンは特別な部屋で行うことだけを指すのではなく、生活全体に取り入れられるものです。その中では、重い知的障害を持つ方々が活動の主役になりやすいように、リラックスして周囲に気づいたり、受け入れたり、探索したりしやすいように環境を整備し、様々な感覚刺激の提供を工夫することもあります」と述べています。そして、スヌーズレンの活動を展開するために、「障害を持つ方との活動で、その方自身の活動のペース、人やモノへの反応の仕方をありのままに受け入れ、障害を持たない人も共にその場を楽しみます（人的環境の整備）」「障害を持つ方が感じ取りやすく、楽しみやすいように光、音や音楽、いろいろな素材の触るモノ、香り、動きの感覚などの刺激を揃えた環境を作り、提供します（物理的環境の整備）」「人と人とが出逢い、互いの感じ方や喜びをより知っていこうとして関係を深めます（関係性の深まり）」の３点を中心に活動を行っているそうです。このように、利用者の五感を適度に刺激する多重感覚環境の設定にとどまらず、その中での活動までも含めた定義をしているところもあります。

　さらに、日本でスヌーズレン研究の第一人者である姉崎弘氏は、次のようにスヌーズレンの定義をしています。「スヌーズレンとは、対象者のニーズに応じて、視覚、聴覚、触覚、嗅覚、味覚などを適度に刺激する、人工的な多重感覚環境を部屋や教室などに創出し、対象者と介助者（または指導者）と環境の三者間の相互作用により、対象者の主体性や相互の共感を重視して、対象者の余暇活動を促したり、障害などの改善や回復・克服を目指したり、さらに心身の発達を促し支援する活動である」（姉崎，2013）としています。姉崎氏による定義では、スヌーズレンは、「五感を適度に刺激する、人工的な多重感覚環境を創出すること」と「活動としては、余暇活動を促したり、障害などの改善や回復・克服を目指した活動であったり、心身の発達を促し支援する活動であること」も含めた広い意味でのスヌーズレンの定義となっています。また、姉崎氏の定義からは、スヌーズレンは人工的な環境であること、すなわち制御（コントロール）することが難しい自然環境はスヌーズレンに含まれないことや、その中で行う活動も様々な目的をもって行われることが分かります。しかし、「五感を適度に刺激する」とありますが、「適度」とはどの程度の刺激を表すのかはこの定義からも明らかではありません。

このように、それぞれのスヌーズレンの定義をみると、環境づくりの狭義の意味の定義であったり、多重感覚環境の中での活動までも含めた広義の意味の定義であったりして、スヌーズレンとは、何かという定義には様々な要素が含まれていることが分かります。

3　スヌーズレンって、何だろう？

それでは、スヌーズレンとは一体何なのでしょうか。様々な文献等を読んでいく中で、次のようにスヌーズレンを捉えました。

関係諸団体のスヌーズレンの定義に共通する点として、①人間の諸感覚を刺激する、諸感覚に働きかける環境を設定すること、②環境づくりの際には、利用者がリラックスできる（精神的に緊張感を与えないことも含む）環境を設定すること、③利用者自ら主体的・自発的に環境に働きかけられる環境を設定すること、④対象者（利用者）のニーズによって環境設定が異なること、⑤特別な部屋や特定の機器等を設置することだけがスヌーズレンではないことなどがあげられます。

また、意見が分かれる点として、①スヌーズレンは人工的・人造的な環境（制御できる環境）のみを扱うのか（自然環境は扱わないのか）、②日本では、暗めの部屋で特定のスヌーズレン関連機材が設置されている部屋をスヌーズレン・ルームと呼ぶ傾向にあるが、果たしてそれでよいのか、③多重感覚環境の意味の解釈の仕方などがあげられます。

このような様々な意見を考えると、スヌーズレンとは、対象者（利用者）がリラックスしたり、精神的な自由のもと自分の諸感覚を活用したりして、自由に探索できる環境づくりを行い、そこで活動することの理念の総称を示しているように思えます。また、その環境は、対象者（利用者）のニーズ等によって変化するものであると考えます。

＜引用参考文献・サイト＞
Ad Verheul（2007）Snoezelen materials homemade.Copyservice,Ede,the Netherlands.
姉崎弘（2013）わが国におけるスヌーズレン教育の導入の意義と展開．特殊教育学研究51(4),369-379.
Snoezelen®：https://www.snoezelen.info/（アクセス日：2022年8月10日）
社会福祉法人日本心身障害児協会島田療育センター：https://www.shimada-ryoiku.or.jp/tama/intro/snoezelen/（アクセス日：2022年8月10日）

（大崎　博史）

2　スヌーズレンの歴史や背景

1　スヌーズレンの始まり

　アド・フェルフール氏（Ad Verheul,2007）によると、「スヌーズレンの始まりは、1970年代半ばにオランダで始まった重度・重複障害者の活動の広がりと密接な関係がある」と述べています。つまり、その当時は、重度の障害者のレクリエーション活動がまったく提供されていなかったそうです。

　スヌーズレンの発祥の地のオランダにある社会福祉施設のハルテンベルグ・センター（The Centre De Hartenberg）では、1968年以来、約440人の知的障害者が入所していましたが、彼らへのケアは、もっぱら彼らのアコモデーション（収容・適応）に焦点が当てられていたそうです。ハルテンベルグ・センターでは、入所者の約70％が重度の障害者で、日常的に労働できるほどの活動的な人はごくわずかだったそうです。そのため、彼らは外出することも難しく、自分の住んでいる場所から外出する機会がほとんどなかったそうです。その方たちの生活環境は、まるで病院のような入所施設であったそうです。

　1970年代の初頭、オランダでは、重度・重複障害者に「ベジハイド・ベゲライディング（Bezigheids-begeleiding）」と呼ばれる職業活動を提供するという考えが生まれ、作業療法士は、重度の障害者が生活の場で、興味を引き起こし、活性化するための素材やコンセプトを開発し、身近なところでの活動を行いました。例えば、モビールや音楽のオブジェを作ったり、シャボン玉を使ったり、カラーシートでマッサージをしたりするなどの活動を設定しました。また、自然素材を使って触れるオブジェなども作ったそうです。そのような中、音楽療法士のヤン・フルヘッセ氏（Jan Hulsegge）と作業療法士のアド・フェルフール氏は、ハルテンベルグ・センターで重度の障害者のための最初の余暇活動を担当することになりました。

　その頃、アド・フェルフール氏とヤン・フルヘッセ氏は、アメリカの心理学者クレランド氏（Clealand）とクラーク氏（Clark）の論文（1966）に出会い、発達遅滞者、多動性障害者、知的障害者、自閉症者に対し、選択的な感覚を提

供することで、彼らの発達促進やコミュニケーションの改善、行動の変化が起きるという研究成果に出会いました。これらの対象者は、適切に設計された部屋の中で、見たり、聞いたり、嗅いだり、感じたり、運動感覚を刺激されることで動機づけを起こすことが可能になることが述べられていました。また、彼らは、いわゆる「感覚カフェテリア（Sensory Cafeteria）」というものを設定することで、感覚を刺激し、発達の促進等に導くための最も論理的な第一歩であることを主張していました。

　アド・フェルフール氏とヤン・フルヘッセ氏は、すべての障害者がこのような特別なサービスを必要としていると認識し、この考えを発展させるに至ったそうです。この頃、ハルテンベルグ・センターでは、スヌーズレンという概念はまだ知られていませんでしたが、同じ時期に同じような活動を試みていたハーレンダール（Haarendael）という別の施設と連携することで、初めてその名が知られるようになりました。

　スヌーズレンの名称は、1974年にハーレンダールという施設におけるリラクゼーション・サービスにおいて、体験とリラクゼーションを目的に開発された活動だそうです。また、その目的は、身体障害者にウェルビーイングを体験してもらうことで、活動に参加しつつ、受動的にそれを楽しめるような状況を作り出すことにあったそうです。このリラクゼーション・サービスは、集会所で最初のプロジェクトを企画し、光や音楽、匂い、オブジェなどを使って、あらゆる感覚を刺激する夢のような空間が作り出されました。例えば、視覚的な刺激として、暗い部屋や回転する絵、鏡など、聴覚的な刺激として、落ち着ける音楽など、触覚的な刺激として、ボールプールや干し草、ハンモックなど、嗅覚的な刺激として、お香や香水など、味覚的な刺激として、様々な味の食べ物を用意したそうです。その後、ハルテンベルグ・センターのスタッフもその名前を知り、自分たちも同じ考えで取り組んでいることに気づき、重度の障害者が気持ちよく過ごせる世界を、感覚刺激を用いて創造するアイデアが生まれ、このアイデアを1978年のハルテンベルグ・センターのサマーフェアで初めて実施し、多重感覚体験を提供する体験型センソリーテントが設置されました。その時に「スヌーズレン（Snoezelen）」という言葉を引き継ぐことになったそうです。その後、1984年2月にスヌーズレンを専用の部屋に常設し、今につながっているそうです。

2　日本におけるスヌーズレンの歴史

　姉崎（2013）によれば、我が国におけるスヌーズレンの導入は、ハルテンベルグ・センターでの海外研修報告が最初であるとしています。日本で最初にスヌーズレンを導入した島田療育センターのホームページ（https://www.shimada-ryoiku.or.jp/tama/intro/snoezelen/）によれば、島田療育センターでは、職員の一人が1990年の海外研修でスヌーズレンに出会ったのを契機にそれまでの活動を発展させる形でスヌーズレンとして新たに取り組み始め、センターの職員向けには、オランダで入手したスヌーズレンのビデオを上映し、理念の伝達を繰り返し行う中で、スヌーズレンが各病棟とデイケアセンターの取組に広がり、常設の部屋での他、病棟内にスヌーズレンに適していると思われる器具を持ち込み、生活場面での活動としても行われるようになったそうです。その後、1996年に現在の設備が揃えられ、「UFO（スヌーズレン）の部屋」として多くの利用者に提供されているそうです。

　また、1999年には、日本スヌーズレン協会が設立し、協会が主催するセミナーを通して、福祉や教育の場にスヌーズレンが普及していき、今現在に至っているそうです。

　私が所属する独立行政法人国立特別支援教育総合研究所の「スヌーズレン・ルーム」（**写真1**）の開設は、平成15（2003）年度に旧教育相談センター施設内に「スヌーズレン・コーナー」を設置したことに始まります。研究所にスヌーズレンを導入した理由は、旧重複障害教育研究部重複障害教育第三研究室が中心で行った「重度・重複障害児のための応答する環境の開発についての実際的研究（平成12（2000）～13（2001）年度）」や「肢体不自由を主とする重複障害児の環境との相互作用に関する実際的研究（平成14（2002）～15（2003）年度）」で得た知見をもとに、それらの知見を実際の教育場面にもいかしてもらうための具体的な環境設定の在り方を提示することにあり、平成14（2002）年に当時の石川政孝主任研究官（前　帝京大学教授）がスウェーデンのモッカシーネン・トレーニングスクール等を見学した際に得た知見等を参考にして、「スヌーズレン・ルーム」を設置しました。その後、私、大崎が平成25（2013）年に重複障害教育研究班活動「重度・重複障害のある児童生徒の探索活動を促すための環境設定」の一環で視察した、デンマークとオランダのスヌーズレン関連施設で得られた情報をもとに「スヌーズレン・ルーム」を改造して、今に至っています。

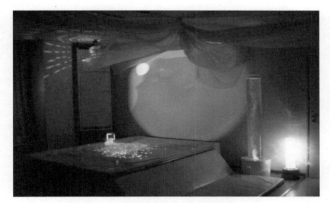

写真1　NISEスヌーズレン・ルーム

　最近では、教育、福祉等の現場で、スヌーズレンの理念を活用した取組がなされています。また、プロジェクションマッピング、人間の感覚に働きかけるVR（バーチャルリアリティー）等、新たな取組も模索されています。日本においても、様々な分野でスヌーズレンの理念を活用した取組がなされています。

＜引用参考文献・サイト＞
Ad Verheul（2007）Snoezelen materials homemade.Copyservice,Ede,the Netherlands.
姉崎弘（2013）わが国におけるスヌーズレン教育の導入の意義と展開．特殊教育学研究51(4),369-379.
大崎博史（2013）国立特別支援教育総合研究所におけるスヌーズレン・ルームの紹介．スヌーズレン研究第1号,22-25.
大崎博史（2014）特別支援学校等におけるスヌーズレンを活用した環境設定に関する一考察―オランダとデンマークにおける障害のある人が利用するスヌーズレン関連施設の視察を通して―．国立特別支援教育総合研究所ジャーナル第3号,30-38.
社会福祉法人日本心身障害児協会島田療育センター：https://www.shimada-ryoiku.or.jp/tama/intro/snoezelen/（アクセス日：2022年8月10日）

（大崎　博史）

3 日本の教育・福祉分野でのスヌーズレン

1 学習指導要領とスヌーズレン（教育）

　平成28年12月の中央教育審議会答申を踏まえて、文部科学省は、平成29年3月31日に幼稚園教育要領、小学校学習指導要領及び中学校学習指導要領を、また、同年4月28日に特別支援学校幼稚部教育要領及び小学部・中学部学習指導要領を公示しました。高等学校については、平成30年3月30日に高等学校学習指導要領を公示しました。特別支援学校学習指導要領等は、幼稚園、小学校、中学校、高等学校の学習指導要領等の実施時期に合わせて、幼稚部については平成30年度から、小学部については令和2年度から、中学部については令和3年度から、高等部においては令和4年度から全面的に実施しています。本節では、学習指導要領を読み解き、スヌーズレンはどのように位置づけられるのか考えます。

(1) 学習指導要領の改訂までの背景

　これからの時代に生きる子どもたちは、少子化、高齢化、グローバル社会の進展、技術革新などにより社会が大きく変化し、予測困難な時代になっていくと予想されます。そのような中、次の時代を担う子どもたちには、持続可能な社会の担い手として多様性を活かし、質的な豊さを伴った新たな価値を生み出すことが期待されています。現在、特別支援学校においても、各学部の教育全体の改善・充実の方向性を確認し、社会に開かれた教育課程の実現、資質・能力の育成、主体的・対話的で深い学びの実現による授業改善、カリキュラム・マネジメントの確立などが各学校で進められているところです。

(2) 学習指導要領の基本的なねらい

　特別支援学校学習指導要領等の改訂における教育内容等の主な改善事項を以下に抜粋します。

1）教育基本法、学校教育法などを踏まえ、これまでの我が国の学校教育の実績や蓄積を生かし、子供たちが未来社会を切り拓くための資質・能力を一層確実に育成することを目指すこと。その際、子供たちに求められる資質・能

　力とは何かを社会と共有し、連携する「社会に開かれた教育課程」を重視すること。

2）知識及び技能の習得と思考力、判断力、表現力等の育成のバランスを重視する学習指導要領等の枠組みや教育内容を維持した上で、知識の理解の質を更に高め、確かな学力を育成すること。

3）先行する特別教科化など道徳教育の充実や体験活動の重視、体育・健康に関する指導の充実により、豊かな心や健やかな体を育成すること。

(3)　**学習指導要領：特別支援学校における改訂のポイント**

　今回の改訂のポイントは、**図1**に表します。

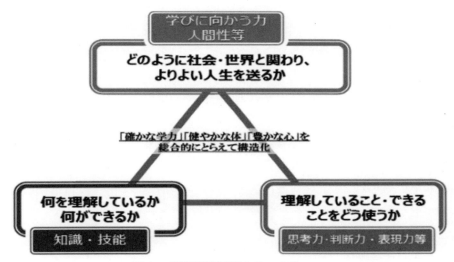

図1　学習指導要領の3つの柱

【何ができるようになるのかを明確にすること】

　子供たちに育む「生きる力」に必要な資質・能力は何かを具体化し「何のために学ぶのか」学習の意義を理解して、各教科の目標や内容を①知識及び技能、②思考力・判断力・表現力等、③学びに向かう力、人間性等の3つの柱で考える。

【主体的・対話的で深い学びの実現に向けた授業改善】

　選挙権の年齢が18歳以上に引き下げられたことから、より社会との関連が身近になった。高等部卒業後に必要な社会で求められる資質能力の育成がこれまで以上に求められると考える。

　スヌーズレンの活動を推進する中で、学習指導要領の改訂のポイントと関連のある部分に下線を引き、関係性を考えてみます。

① 基本的な考え方

1）社会に開かれた教育課程の実現、育成を目指す資質・能力、主体的・対話的で深い学びの視点を踏まえた授業改善、各学校におけるカリキュラム・マネジメントの確立など初等中等教育全体の改善・充実の方向性を重視。

2）障害のある子供たちの学びの場の柔軟な選択を踏まえ、幼稚園、小学校、中学校及び高等学校の教育課程の連続性を重視。

3）障害の重度・重複化、多様化への対応と卒業後の自立と社会参加に向けた充実。

学校の児童生徒の実態に応じて、スヌーズレンの活動を教育課程に位置づけ、なぜスヌーズレンを実施するのかそのねらいを考えることが必要です。

また、スヌーズレンと児童生徒との関係づくりにおいては、直接的な関わりではなく、主体的に関わろうとする環境づくりを整えて、間接的に働きかけを行うことも大切になります。

さらに、重度・重複障害の児童生徒の学びの場を柔軟に考え、個別の指導計画の中で、小学部から高等部まで12年間の系統性を改めて考える実践をしていくこと「学びの連続性」を考えることが求められています。

スヌーズレンの活動を継続する中で、児童生徒の成長に伴いそのねらいは変化していくものです。卒業後にスヌーズレンの活動はどのように自立と社会参加に繋がっていくのか、生涯学習への意味づけ・価値づけも考えていきたいところです。

② 主な改善事項

ア）学びの連続性を重視した対応

○「重複障害者等に関する教育課程の取扱い」について子供たちの学びの連続性を確保する。

○知的障害者である子供のための各教科の目標や内容について、育成を目指す資質・能力の3つの柱に基づき整理。その際、各部や各段階、幼稚園や小・中学校とのつながりに留意する。

イ）一人一人に応じた指導の充実

○視覚障害者、聴覚障害者、肢体不自由者及び病弱者である子供に対する教育を行う特別支援学校において、子供の障害の状態や特性などを十分考慮し、育成を目指す資質・能力を育むため、障害の特性などに応じた指導上の配慮を充実するとともに、コンピューターなどの情報機器の活用等について規定。

【視覚障害】空間や時間の概念形成の充実

【聴覚障害】音声、文字、手話、指文字等を活用した意思の相互伝達の充実

【肢体不自由】体験的な活動を通した的確な言語概念等の形成

【病　　弱】間接体験、擬似体験等を取り入れた指導方法の工夫

　　○発達障害を含む多様な障害に応じた指導を充実するため、自立活動の内容として、「障害の特性の理解と生活環境の調整に関すること」などを規定。

　スヌーズレンの活動は、一人一人の目標を達成させるための一つの方策・手立てとなります。個々の目標設定は実態に応じて様々ですが、自立活動の「健康の保持」「心理的な安定」「人間関係の形成」「環境の把握」「身体の動き」「コミュニケーション」などの6区分27項目から必要な個々のニーズとスヌーズレンを取り入れるねらいを考えることができます。資質・能力を向上させるために心身の安定を図り、主体的な活動を支援するなど、スヌーズレンを通して一人一人の指導の充実を目指すことも可能です。

ウ）自立と社会参加に向けた教育の充実

　　○卒業後の視点を大切にしたカリキュラム・マネジメントを計画的・組織的に行うことを規定。

　　○幼稚部、小学部、中学部段階からのキャリア教育の充実を図ることを規定。

　　○生涯学習への意欲を高めることや、生涯を通じてスポーツや文化芸術活動に親しみ、豊かな生活を営むことができるように配慮することを規定。

　　○障害のない子供との交流及び共同学習を充実。

　　○日常生活に必要な国語の特徴や使い方、数学を学習や生活で生かすこと、身近な生活に関する制度、働くことの意義、消費生活と環境など、知的障害者である子供のための各教科の内容を充実。

　スヌーズレンは自立と社会参加にどのように関わるのか、重度・重複障害のある児童生徒の場合を例にして考えてみます。光や匂いなど五感の刺激により、自ら動こうとする主体的な場面は、自分の意思決定への支援の方策を考える機会になるものです。自己の力の可能性を引き出す機会でもあります。また、スヌーズレンを通して仲間や教員との関わりを楽しむ場面では、人と関わる力を育む機会になり交流や共同学習にも繋がる機会です。単に卒業後に生涯学習の一つとしてスヌーズレンがあるのではなく、スヌーズレンの活動を通して将来に必要な資質・能力の力を育むという視点が必要であると考えます。

⑷　学習指導要領とスヌーズレン

　スヌーズレンの活動は、障害のある人に限られたものではありません。障害種や障害の状況に限らず、様々な人が活用できるものです。視覚・聴覚・触覚・味覚・嗅覚など五感を刺激できる多重感覚環境を意図的に設定することで児童生徒と教員（支援する人）との環境の相互作用により、内発的・外発的な活動を促すことができます。このことは、学習指導要領においての主体性を引き出すことに繋がるとともに、関係者間の相互作用による対話的な学びや児童生徒の変容を他の学びに汎化させるという深い学びに関連づけることができるものです。更に、一人一人の実態に応じて、自立活動の中でよりよい生活環境を整えることだけではなく、交流及び共同学習などにスヌーズレンの活動を取り入れ、障害のある児童生徒が交流校の児童生徒と共にスヌーズレンを通して交流実践できることも期待できます。なぜ・何のためにスヌーズレンの学習活動を行うのか目的を明確にした上でスヌーズレンの学習活動を推進することは、新たな学びの追求ができ、カリキュラム・マネジメントに寄与できることになるのではないかと考えます。

⑸　学習指導要領と自立活動

　スヌーズレンと自立活動は密接な関連があります。今回の学習指導要領改訂では、自立活動の 6 区分は従前と同様ですが、発達障害や重複障害を含めた障害のある幼児児童生徒の多様な障害の種類や状態等に応じた指導を一層充実するため、「1 健康の保持」の区分に「⑷障害の特性の理解と生活環境の調整に関すること。」の項目が新たに設けられました。また、自己の理解を深め、主体的に学ぶ意欲を一層伸長するなど、発達の段階を踏まえた指導を充実するため、「4 環境の把握」の区分の下に設けられていた「⑵感覚や認知の特性への対応に関すること」の項目が「⑵感覚や認知の特性についての理解と対応に関すること。」と改められました。さらに、感覚を総合的に活用した周囲の状況の把握にとどまることなく、把握したことを踏まえて、的確な判断や行動ができるようにすることを明確にするため、「⑷感覚を総合的に活用した周囲の状況の把握に関すること。」の項目が「⑷感覚を総合的に活用した周囲の状況についての把握と状況に応じた行動に関すること。」と改められました（**表 1**）。

　自立活動とスヌーズレンの関連については、次の項で詳しく解説します。

表1　自立活動の内容6区分27項目

1　健康の保持	2　心理的な安定
⑴生活のリズムや生活習慣の形成に関すること。 ⑵病気の状態の理解と生活管理に関すること。 ⑶身体各部の状態の理解と養護に関すること。 ⑷障害の特性の理解と生活環境の調整に関すること。 ⑸健康状態の維持・改善に関すること。	⑴情緒の安定に関すること。 ⑵状況の理解と変化への対応に関すること。 ⑶障害による学習上又は生活上の困難を改善・克服する意欲に関すること。
3　人間関係の形成	4　環境の把握
⑴他者とのかかわりの基礎に関すること。 ⑵他者の意図や感情の理解に関すること。 ⑶自己の理解と行動の調整に関すること。 ⑷集団への参加の基礎に関すること。	⑴保有する感覚の活用に関すること。 ⑵感覚や認知の特性についての理解と対応に関すること。 ⑶感覚の補助及び代行手段の活用に関すること。 ⑷感覚を総合的に活用した周囲の状況についての把握と状況に応じた行動に関すること。 ⑸認知や行動の手掛かりとなる概念の形成に関すること。
5　身体の動き	6　コミュニケーション
⑴姿勢と運動・動作の基本的技能に関すること。 ⑵姿勢保持と運動・動作の補助的手段の活用に関すること。 ⑶日常生活に必要な基本動作に関すること。 ⑷身体の移動能力に関すること。 ⑸作業に必要な動作と円滑な遂行に関すること。	⑴コミュニケーションの基礎的能力に関すること。 ⑵言語の受容と表出に関すること。 ⑶言語の形成と活用に関すること。 ⑷コミュニケーション手段の選択と活用に関すること。 ⑸状況に応じたコミュニケーションに関すること。

● 「1　健康の保持」の区分に⑷の項目を新設。
● 「4　環境の把握」の区分の⑵と⑷の項目を改訂（下線部分）。

2　自立活動とスヌーズレン活動の関係性について（教育）

　障害のある子どもはその障害の状態や程度によって、学習面や生活面において、様々なつまずきや困難が生じてくることが多いと言われています。そのため、個々の障害による学習上又は生活上の困難を改善・克服するための指導が必要となり、また、人間として調和のとれた育成を目指すことが重要となります。特別支援学校で独自に設けられた教育領域である「自立活動」では、個々の子どもの実態に応じた必要な項目をいくつか選定し、保護者と合意形成を図ったうえで、指導を行います。現在、文部科学省の指導で特別支援学級においても「自立活動」を核とした指導が週15時間程度、積極的に取り入れ実施されています。

　スヌーズレン活動に関係が深いと思われる「自立活動の区分と項目」を以下に記述します。

(1)　スヌーズレン活動と関係が深い自立活動

① 健康の保持

　「生活のリズムや生活習慣の形成に関すること」では、体温の調節、覚醒と睡眠等の健康状態の維持・改善に必要な生活のリズムを身に付けることや、室温調節や換気、感染予防のための清潔さの保持等の健康な生活環境の形成を図ることが必要です。また、「障害の特性の理解と生活環境の調整に関すること」では、自己の障害にどのような特性があるのかを理解し、それらが及ぼす学習上又は生活上の困難についての理解を深め、その状況に応じて、自己の行動や感情を調整したり、他者に対して主体的に働きかけたりして、より学習や生活をしやすい環境にしていく必要があり、過ごしやすい環境の調整を整えることが大切です。

② 心理的な安定

　「情緒の安定に関すること」では、情緒の安定を図ることが困難な子どもが、安定した情緒の下で生活できるようにすることが重要です。具体的活動例としては、体のリラクゼーションに関する指導（心身のリラクゼーション体験、自律訓練）、感情の自己コントロール（パニック、自傷・他傷行為、攻撃性などの軽減）方法を知る、行動のパターン化（こだわりの軽減）を学ぶ等が大切な活動となります。

③ 人間関係の形成

　「他者との関わりの基礎に関すること」では、人に対する基本的な信頼感を持ち、他者からの働きかけを受け止め、それに応じることができる力が必要です。「他者の意図や感情の理解に関すること」では、他者の意図や感情を理解し、場に応じた適切な行動がとれる指導が行われます。具体例として、共同注視や指差し行動ができる、他者からの援助が受容できる、場に応じた行動をとる、ことばや表情・身振りから総合的に判断して相手の心を読み取る（顔の表情カード）等が活動として行われます。さらに、「自己の理解と行動の調整に関すること」では、自分の行動の特徴などを理解し、集団の中で状況に応じた行動ができること、また、「集団への参加の基礎に関すること」では、集団の雰囲気に合わせたり、集団に参加するための手順や決まりを理解して、遊びや集団活動などに積極的に参加できることが大切になります。

④ 環境の把握

　「保有する感覚の活用に関すること」では、視覚・聴覚・触覚等の感覚を十分に活用できるようにするため、具体例として、視覚・聴覚・触覚等の活性化

（注視、追視行動、音や声への反応）を図る、空間知覚（図－地弁別、連続性の知覚）、身体の認知や概念の形成を学ぶ、目と手の協応を図る、バランス機能訓練をする、音源定位を確立する等が行われます。

　また、「**感覚や認知の特性についての理解と対応に関すること**」では、障害のある子どもが一人ひとりの感覚や認知の特性を理解し、外界から入ってくる情報を適切に処理できるようにするとともに、特に感覚の過敏や認知の隔たりなどの個々の特性に適切に対応できることが大切になります。

　さらに、「**感覚を総合的に活用した周囲の状況についての把握と状況に応じた行動に関すること**」では、いろいろな感覚器官やその補助および代行手段を総合的に活用して、情報を収集したり、環境の状況を把握したりして、的確な判断や行動ができ、具体的には、注意の形成や記銘力の育成を図る、対象物の操作や因果関係を知る等の指導が行われます。

　そして、「**認知や行動の手がかりとなる概念の形成に関すること**」では、ものの機能や属性、形、色、音が変化する様子、空間・時間などの概念の形成を図ることによって、認知の手がかりとして活用できるようにするように活動します。具体例として、マッチング学習をする、空間、時間の概念形成を図る、物の機能や属性を理解する、視知覚学習（フロスティッグ）の実施等の学習が行われます。

⑤　**身体の動き**

　「**姿勢と運動・動作の基本的技能に関すること**」では、日常生活に必要な動作の基本となる姿勢保持や上肢・下肢の運動・動作の改善及び習得、関節の拘縮や変形の予防、筋力の維持・強化を図るための基本的技能が関係する大切な学びとなります。

⑥　**コミュニケーション**

　「**コミュニケーションの基礎的能力に関すること**」では、表情や身振り、機器を用いた意思のやりとりが行えるようにするなどのコミュニケーションに必要な基礎的能力を身に付けること、例えば、体の動きを通した人との関わりを学ぶ、注視・模倣（即時模倣・延滞模倣）、イメージ力の基礎力を培う活動等が行われます。

(2)　**自立活動の指導の留意点**

　自立活動の指導を行う手順は、まず、子どもの実態把握を実施します。次に、収集した情報を整理し、指導目標を定めます。そして、その中から優先すべき指導目標を明確にします。さらに、指導目標を達成するために必要な指導項目

を選定し、その項目を関連づけて具体的指導内容・方法を設定します。

　「自立活動」の指導内容を選定するポイントは、実態把握からの情報で調和の取れた発達のために必要な指導内容を5〜6個抽出し、保護者と協議をして決定（合意形成）します。その際、留意すべきことは、①主体的に取り組む指導内容を取り入れる。子どもが興味を持って主体的に取り組み、成就感を味わい、自己肯定感を高める指導内容を取り上げること。②障害による学習や生活上の困難の改善・克服する意欲を喚起する指導内容を取り入れ、実際の経験等を生かした具体的な学習活動で意欲を高めること。③できる側面をさらに伸ばすことで、できない側面を補えるような指導内容を取り入れ、できることで自信を高め、できないことへの取組の意欲付けを行うこと。④子ども自らが環境を整える指導内容を取り入れ、活動しやすくなるよう必要に応じて周囲の人に支援を求めたりすることができるよう指導することです。

　自己肯定感を支え、高める「自立活動」を行うには、まず、他者に認められる自分を実感することが大切です。そのために、他者と情動や身体感覚のレベルでの快を伴う共有経験をすること、また、クラス仲間などと、成功体験を積むこと、ありのままの自分が表現できたり、同じ障害がある仲間と出会うこと等が重要とされています。子どもが自己肯定感を高めるにはこうした経験等が重要ですし、少しでも活動しやすい環境をつくることが、障害の軽減につながり、これまでできないと諦めていたことが、自分にもできるかもと感じられる重要な要素となります。

■3■　スヌーズレンは福祉ではどのように使われているか

　我が国のスヌーズレンの利用は、障害者福祉施設を利用する重症心身障害者を対象として広がりました。本項では、日本の福祉においてスヌーズレンがどのように活用されているかを概説します。

(1)　スヌーズレンを活用する施設

　重症心身障害児を対象に始まった日本のスヌーズレンの利用は、現在では乳幼児から高齢者まで、障害の有無を問わず、多様な人たちを対象に実践されています。

①　障害者施設

　重症心身障害者施設や知的障害者を対象とした障害者施設では日中活動の一つとして、スヌーズレンを活用しています。主たるスヌーズレンの環境設定である「ホワイトルーム」において、利用者の特性に応じて小グループや支援者

と一対一で実践されることが多く報告されています。ここでの利用の目的は、主にリラクゼーションを促すことですが、障害者の多様な感覚受容を促すこと、他者とのコミュニケーションを促すことも含まれます。障害のある利用者とともに介助者もスヌーズレン・ルームでリラックスした時間を共有する中で、利用者が普段はあまり表出しない表情や声、動きなどの主体的な行動に気づくことも報告されています。

　現在は児童発達支援センターや放課後等デイサービスなどで、障害のある子どもやその養育者を対象とした実践もされています。対象は、重度の障害のある子どものほか、最近では発達障害児の利用も増えています。

② 　その他の機関

　日本における障害者施設以外の福祉施設・機関での実践は多くはありませんが、高齢者施設、乳児院や児童養護施設、保育所・幼稚園・学童保育などの保育の場、子育て支援の場、自宅などで実践されています。

　中でも近年報告が増えているのは、特別養護老人ホームをはじめとする高齢者施設でのスヌーズレンの導入です。施設職員や専門職が中心となり、レクリエーション活動の一部としての実践が報告されています。また、認知症のある高齢者を対象に、行動、気分、認知を改善する療法としても活用されはじめています。

　子育て支援センターや子育てひろばなどの地域の親子が集う場では、安全で安心できる環境の中で乳幼児の五感を刺激して探索活動を引き出すと同時に、養育者へのリラクゼーションの場を提供します。日々子育てに追われている親が、スヌーズレン・ルームでリラックスした時間を子どもと過ごすことで、子どもの探索活動や普段とは違う子どもの行動に気づき、それによって子どもの理解が深まったり、子どもとのコミュニケーション（相互作用）が増すなどの有用性が報告されています。利用目的は、障害者施設と同様、リラクゼーションの促進、多様な感覚受容の促進、他者とのコミュニケーションの促進ですが、子どもがスヌーズレンを利用する場合には、多様な感覚を刺激する遊具としての役割も大きいと言われます。

　乳児院や児童養護施設においても同様に五感への刺激を通した主体的な活動やリラクゼーションを目的に利用されています。子育て支援の場との違いとして、様々な事情によってトラウマや心理的課題を抱える乳幼児に配慮し、環境設定や色や音の選択が慎重に行われ、安心・安全な環境の中で実施されています。

　多種の福祉施設を有する社会福祉法人の中には、障害者施設に設置されたスヌーズレン・ルームを同じ法人内の他の利用者も使用できるように開放することもあります。例えば、障害者福祉施設利用者が使用しない時間帯に、障害児施設利用児と保護者や学童保育の子ども、地域の人に開放して、多様な人が使えるよう工夫しています。

⑵　スヌーズレンの環境設定

　スヌーズレンを設置する環境設定は、大別すると常設型と移動型に分けられます。福祉施設では、常設型が最も多く、福祉施設内の部屋を専用のスヌーズレン・ルームとして整備しています。専用のスヌーズレン・ルームの確保が難しい場合には、プレイルームの一部を暗幕で仕切ったり、空きスペースを活用してスヌーズレンの環境を整えている場合もあります。中にはスヌーズレン導入に伴いプレハブを新たに設置した施設もあります。

　移動型では、スヌーズレン専用の部屋やスペースを使用せず、プレイルームや居室・病室などに、特定の曜日や時間にスヌーズレン用具を持ち運びセッティングして使用します。例えば、利用者のベッド脇、プレイルームのマット脇などに一時的に用具をセットして使用できるようにしています。医療的ケアの必要な障害児や座位ができない障害児が寝ながら楽しめるミニスヌーズレンボックスやスヌーズレンボードなどを工夫している施設もあります。中には、ワゴン車などの大型車両にスヌーズレンを設置して移動型スヌーズレンを行う機関もあります。

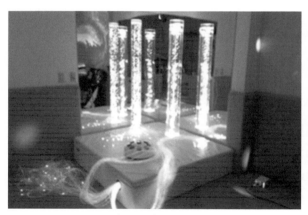 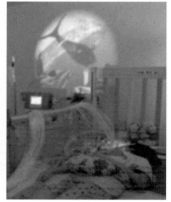

写真1　常設型の例　　　　　　　　写真2　移動型の例

写真1：聖マッテヤ心豊苑（ISNA日本支部・全日本スヌーズレン研究会会報第9号より転載）
写真2：光陽園（本書第3章より）

⑶　使用用具・機材

　スヌーズレンを実践するには用具が必要です。用具の利用には、大別して、①スヌーズレン専用の機材を購入する、②スヌーズレン専用の機材レンタルを活用する、③代替となる安価な道具を購入したり、手づくりしたりして工夫する、があります。

　施設別にみると障害者福祉施設の場合は、①が多く、小規模機関、NPO、保育の場などでは、レンタルしたり（②）やスヌーズレンの理念に基づき、安価に実践できるよう工夫している機関も多くあります（③）。

　このようにスヌーズレンは、利用対象の状態に応じて、支援者の工夫によりいろいろな形で提供され、多様に実践されています。

<文献>
平成29・30・31年改訂学習指導要領の要旨　文部科学省
特別支援学校学習指導要領の改訂について　文部科学省
特別支援学校学習指導要領総則及び自立活動編　文部科学省

（逢　直美・後上 鐵夫・野澤 純子）

4 スヌーズレンの研究を推進する

1 スヌーズレンの実践研究の現状

　スヌーズレンの活用は、1990年代以降、欧米やアジア諸国では、知的障害・重複障害児（者）を対象にしたレクリエーション（リラクゼーション）から発展して、多様な対象者に対する教育・治療の実践へと驚くほど拡大しています。この活用目的の多様化に応じて、スヌーズレン研究もきわめて多様化しています。これまでの研究からスヌーズレンの活用は総じて対象者の情動・行動面にポジティブな影響を及ぼすことが報告されていますが、研究としては事例の研究報告のレベルに多くがとどまっています。そうした研究結果を概観すると、スヌーズレンは重度・重複障害者を対象に、①刺激に意識や注意を集中させる、②注視や追視を促進する、③手や身体の運動・動作を誘発する、④興味・関心を引き出す、⑤周りの環境や感覚刺激を楽しむ、⑥発声や笑顔の表出を引き出す、⑦問題（挑戦的）行動を減退させる、⑧幸福感及びスタッフとの相互作用を増大させるなど、様々な効果を列挙することができます。

　しかしながら、厳密な科学的研究の知見がほとんど蓄積されていないため、スヌーズレンが有効なアプローチであるという根拠に基づく（evidence-based）確証が得られていないことが指摘されています（Lotan et al.,2009）。エビデンス重視は医学分野で始まりましたが、エビデンスのレベルは、最下位に専門家の個人的意見が位置づけられ、次に症例報告、処置前後の比較研究、症例対照研究、そしてランダム化比較試験、最上位にメタ解析が位置づけられています。もちろんより上位レベルの研究が要望されますが、スヌーズレン研究には、概念規定の明確化、目的・方法の具体的記述、対象の規模・異質性等のスヌーズレン固有の課題が山積しています。そのためにも、ポジティブな結果のみを発表する個人的意見や事例報告のレベルから脱却して、まずは実践の一定程度の普及を確保したうえで、レベルを地道に下位から一歩ずつ確実に積み上げる営為が必要であると考えます。

2　スヌーズレン研究の遅滞の背景

　ところでスヌーズレンに関する科学的な研究が、スヌーズレン固有の課題はありますが、その実践の普及に比して遅滞したのはなぜでしょうか。

　前述したように、スヌーズレンは経験知としてその有効性が言及されているにもかかわらず、厳密な科学的研究がほとんど蓄積されていない背景としては、次の事情が考えられます。それは、スヌーズレンが「重度の知的障害者が自分で選択し、自分のペースで、自分の時間を過ごし、楽しむことを保障し、それを通して生活をより豊かにすることをめざすものである。したがって、何かを達成するための手段ではなく、活動そのものが目的である。それゆえ、障害の軽減や行動の改善などの目的や目標を設定して行われる治療や教育とは異なる。現在の医療・教育の持つ "効果重視" の価値観に迎合することにより、スヌーズレンのもつ価値が失せてしまう。」（鈴木，2015）といった創始者の基本理念の観点から、障害の軽減や行動の改善などの目的・目標を設定して行われる治療や教育でその効果を客観化しようとすることには忌避的傾向が看取できます。ここにはスヌーズレンの実践研究報告は推奨されても、教育や治療における効果を究明する科学的研究の進展が立ち遅れた背景を推察することができます（柳本，2016）。

　我が国では当初からスヌーズレンの実践は重症心身障害児施設（病棟）でのレクリエーションとしての活用がほとんどでした。このため、スヌーズレン研究の状況は、その実践の普及に比して進展せず、外国のそれと比べて質・量ともにきわめて限られていると言えます。やや遅れて特別支援学校では感覚の活性化を図る目的でスヌーズレンが重度・重複障害児の自立活動及び特別活動の指導法の一つとして導入され、実践されていますが、実践研究報告には指導目標と結果が記述されているものの、授業での活用方法、授業評価には課題のあることが指摘されています（大崎，2016）。とりわけ重度・重複障害児の事例では、その活動や反応がきわめて微弱なため、教師による行動評価が困難な場合も多く、科学的な実証性や客観性に関して克服すべき課題が残されています（姉崎，2013）。

3　スヌーズレンの科学的研究の現状と課題

　ここでは、学術誌掲載のスヌーズレン研究論文の分析・検討に基づいて科学的研究の現状と課題を分析・検討するために、Hoggら（2001）とLotanら

（2009）の 2 つのレビュー論文を取り上げることにします。

(1)　Hoggらのレビュー論文の概要

　Hoggらは、選定した19件の研究論文に即して対象（利用者）、従属変数の設定、研究デザイン、結果の般化・維持等の観点に基づき論評を行っています。①対象については中度から最重度の知的障害者で、年齢は児童から成人まで幅があり、自閉症等他の障害を併有するなど広範であること、②従属変数は研究の多くが行動面、特に情動の変化、挑戦的（問題）行動、リラクゼーション及び他者や機材との相互作用について扱っていること、③研究デザインは科学的適切性で著しく差異があること、例えばスヌーズレン条件で常同的行動などの不適応行動の減少、注意集中や課題遂行の増大などポジティブな知見を提示する研究は、どちらかというとデザインに厳密さを欠き、他方、良好なデザインの研究の中にポジティブとネガティブな知見の両者を報告する傾向が示唆されること、④研究の多くはセッション直後の般化を認めているが、時間を経過した日常生活場面への般化や維持になると研究者も疑問を感じるのか言及していないこと等を論じています。

　今後の研究課題に関しては、次の 3 点を指摘しています。①研究課題を明確に設定し、評価モデルを確立すること、②対象の人数（事例）を増やすこととサンプルとして無作為の選定を考慮すること、③研究デザインの構想は科学的な適正基準を充足するパラダイムで実施すべきこと。

(2)　Lotanらのレビュー論文の概要

　Lotanらは、知的障害者を対象に個別のスヌーズレン介入の有効性について論じた13件の研究を選定し、それぞれの研究が、研究デザイン、介入条件、対象者の（年齢を含む）個人差、従属変数（例えば適応的・不適応的行動）測定の面ですべて異なることから研究アプローチとしてメタ解析を採用しています。その結果、対象（被験者）数は 2 〜54名（平均で 9 名）であり、年齢は 5 〜65歳（平均33歳）であったこと、介入は20〜40分（平均30分）のセッションを週 1 〜 5 回（平均 2 回）実施し、総数は 2 〜50回（平均20回）とかなり幅があったこと、スヌーズレン期の行動を、ベースライン期の行動、積極的な治療介入期の行動、非積極的な介入期の行動と比較したところ、研究間で中くらいから実質的な有意性が認められることなど差異がみられました。しかし、事前—事後における適応的・不適応的行動の出現頻度を測定する研究が圧倒的に多かったこと、事前・事後の比較とスヌーズレン外での行動の般化に関するメタ解析では研究間に異質性は何ら見出されず、効果量は大きく有意差を示したことか

ら、スヌーズレンの対象者が介入前に比べてより適応的行動を発達させたことを示すと結論づけられています。とりわけ、般化された行動への効果は一貫性が高く、ベースライン期と日常場面間でポジティブな行動変化（不適応行動の軽減）が認められ、それはスヌーズレンの治療的効果に対して予備的支持を与えると示唆しています。

　今後の課題としては、①対象サンプル規模の拡大、②研究方法の記述の明確化、③対象範囲の拡大（高齢認知症者、慢性患者等）を指摘しています。

4　スヌーズレン研究の諸課題

(1)　対象（利用者）に関して

　まず、対象（利用者）数に違いはあっても、いずれも少人数であり、量的研究として統計的に有意差を検定する規模ではなかったことから、対象数の拡大が課題として指摘されます。また、利用者の属性についても統制が難しく、障害の状態や年齢等も幅があって、対象の選定についても、施設入所者の場合、治療プログラムを利用する対象者であるため、治療アプローチの比較研究をするには、無作為抽出による選定等の手続きを取ることが難しい事情があり、このことからそれぞれの治療法の適正な比較検討が臨床の場では困難となります。そのためには、単一被験者研究法を採用して、対象人数を増やしていく手法が考えられますが、研究期間が長期にわたるなど別の問題が出てきます。

　さらに、対象者間でスヌーズレンの効果には個人差があることが指摘されています。スヌーズレンはすべての人に万能薬ではなく、他の多くの方法と同様に、個人のパーソナリティや感受性に関して、スヌーズレンを有効とさせたり、時には有害とさせたりする要因が何かを解明する努力が行われなければなりません。研究のスタンスとしてスヌーズレン・ルームの多重感覚環境に置くことが絶対的に適切だと仮定するよりも、いかにその環境を個人に適合させるかに留意することが求められます（Hogg et al.,2001）。

(2)　効果の般化・維持について

　すべての研究が、スヌーズレンによる効果を他の環境、ほとんどが施設の日常生活場面と比較して考察しています。スヌーズレンセッションの感覚体験が他の場面へ般化するポジティブな効果は、あってもごく短期間のみ有効であったり、中にはネガティブな傾向を示す結果もあったりします。これについては2つの理由が示唆されます。一つは、多重感覚環境の経験が中枢神経系や自律神経系に作用するならば、その影響は特定場面に限定されること、もう一つは、

学習されたスキルの般化が生起するには一定の条件が必要なことです。後者については、応用行動分析の研究者は、介入の般化をただ望むのではなく、そのための積極的なプログラム化を主張しています（Hogg et al.,2001）。指導者（教師等）は、時間限定の影響を超えてスヌーズレンとより広い環境とのリンクに注意をもっと向ける必要があります。現実的な行動の変化を企図するにあたっては、スヌーズレン環境の体系的なプログラム化を、自然的環境を含むより広範な場面にまで拡大させることが課題となります。

(3)　指導者と利用者との相互作用の問題

　スヌーズレンの価値、その有効性を説明する核心に、利用者と指導者との間で展開される社会的・情緒的相互作用を措定する研究者もいます。5 名の指導者の日常生活場面（食事時）とスヌーズレン場面での相互作用の行動を観察した研究では、前者では言語的コミュニケーションが優位で、後者では身体的接触を含む非言語コミュニケーションが多いことが報告されています。スヌーズレンは、日常生活場面よりも行動が共感的となり、情緒的交渉を促進できる場面であると考察されています。こうした研究はスヌーズレンセッションで起きている現象を解明するばかりでなく、指導者と利用者との間に形成される人間関係の質や、それが彼らのより広範な生活でどのように高められるかについて解明する可能性を持っています。相互作用について、指導者を対象にした半構造化面接等による質的研究法を実施する必要性も示唆されます。

5　スヌーズレン研究に関する提言

　最後にスヌーズレン研究を企画・実施するうえで留意すべき事項について以下のことを提言しておきたいと考えます。

① 　研究課題、例えば問題行動の低減等を明確に設定し、科学的な方法基準に足る研究モデルを確立すること。

② 　効果についての根拠を明確にするため、精緻な刺激条件や評価基準を設定すること（観察データに生理学的データを補充する）。

③ 　個人差が著しいため、対象の人数（事例）を増やすこと、サンプルとして無作為の選定を考慮すること。

④ 　他の活動やリクリエーション、リハビリテーションアプローチと同一の条件下での比較研究を行うこと。

⑤ 　短期ではなく研究期間をできるだけ長期に、量（セッション数）を増やすこと。

⑥　単一被験者研究法によりセッションの前後だけでなく、般化・維持の効果まで解明すること。

⑦　量的研究の場合には、測定尺度の信頼性、結果の統計処理等を厳密に行うこと、質的研究の場合には主観性を排除する手続きを採ること。

⑧　研究体制として第三者的研究者の参加を得て、記録の分析等の作業を合同で行うこと。

　上記の提言を参考にされて、実践と研究が協動した我が国のスヌーズレン研究が推進されることを期待します。

＜引用文献＞

姉崎弘（2013）我が国におけるスヌーズレン教育の導入の意義と展開，特殊教育学研究，51(4),369-379.

Hogg, J., Cavet, J., Lambe, L. and Smeddle, M.（2001）The use of 'Snoezelen' as multi-sensory stimulation with people with intellectual disabilities :a review of theresearch, Research in Developmental Disabilities, 22,353-372.

Lotan, M. & Gold, C.（2009）Meta-analysis of the effectiveness of individual inter-vention in the controlled multisensory environment（Snoezelen[R]）for individ-uals with intellectual disability, Journal of Intellectual and Developmental Disability. 34 3 207-215.

大崎博史（2016）特別支援学校等におけるスヌーズレンの活用，日本特殊教育学会第54回大会自主シンポジウム「特別支援学校等におけるスヌーズレンの活用方法の検討」資料.

鈴木清子（2015）日本スヌーズレン協会第22回スヌーズレンセミナーにおける鈴木清子の講義資料による.

柳本雄次（2016）諸外国におけるスヌーズレン研究の現状と課題，常葉大学教育学部紀要，36,247-254.

（柳本　雄次）

5　世界のスヌーズレン

　スヌーズレンは現在、30か国以上で数千の施設を持つ世界的な動きに成長しています。この節では、筆者が実際に訪れた施設や様々な文献等から諸外国のスヌーズレンを紹介します。

1　オランダのスヌーズレン：ハルテンベルグ・センター

　オランダはスヌーズレン発祥の地です。ハルテンベルグ・センター（The Centre De Hartenberg）は、オランダを代表する精神保健福祉団体である's Heeren Looケアグループに所属し、周囲の約50kmの地域に暮らす知的障害者等を対象に、約1,500人のスタッフで支援を行っています。ハルテンベルグ・センター内のスヌーズレン施設は約410㎡の広さがあり、様々な感覚をテーマにした3つの部屋（控室は除く）と、廊下で構成されています。

　1つ目の部屋はボールプールの部屋です。この部屋は、ボールの感触を感じる等の触覚に働きかける構成です。2つ目の部屋はホワイトルームで、この部屋には、バブルチューブ、光ファイバー、様々な色に変化するスポットライトが設置され、視覚を中心に働きかける構成をしています。3つ目の部屋は振動するベッドを備えた音響ルームです。この部屋には、振動する床やウォーターベッド、音により明かりが点灯する壁等が設置されています。自分の声で明かりが点灯する装置があり、利用者はマイクに自分の声を発する等して楽しむことができます。この部屋は、聴覚と触覚に働きかける構成です。廊下には音によって様々な明かりが点灯する床や、羊毛やたわしのような素材でできた触覚の壁、ホースから様々な香りの出る装置、回したり引いたりできる玩具のようなものが設置されています。

　このスヌーズレン施設は午前9時から午後5時まで開館し、特に、利用に関するタイムテーブルは用意されていません。地域の居住者は、各自が自由に利用できます。障害のある人たちがスヌーズレン施設を訪れ、各自が好きな感覚を活用できる場所へ行き、それぞれ自分なりの楽しみ方を工夫して活動を行っ

ています。

2　デンマークのスヌーズレン：ゴールド・ホルン

Landsbyen Solund Guldhornet（通称：ゴールド・ホルン）は、デンマークのスカナボー（Skanderborg）の町にある現代型のスヌーズレン・センターです。ゴールド・ホルンもまた、重度の知的障害、肢体不自由のある人々が暮らすソールン（Solund）集落の一角に建築されています。ゴールド・ホルンには、テーマに分かれた約10のスヌーズレン・ルームがあります。

　ゴールド・ホルン内は、靴を脱ぎ、専用の靴下を着用して館内に入ります。廊下の中央には魚が泳ぐ川や花畑など様々な映像が投影され、廊下の電灯も様々な色に変えることができます。各部屋は基本的にはホワイトルームがベースになっていますが、照明により各部屋を様々な色に変化させることも可能です。

　この施設も障害のある人が自由に利用できる施設です。利用者は、自分の好きな感覚の部屋を訪れ、自分の好きな感覚を活用して、日中の活動を行っています。この施設も、前述のオランダの施設と同様に、障害のある人のレジャー施設、アクティビティセンターのように使用されています。

3　イギリスのスヌーズレン

　イギリスでは、特別支援学校、病院、障害児者施設、高齢者施設、地域のコミュニティ施設等、様々な場所にスヌーズレンが導入されています。その中からいくつか紹介します。

　1つ目は、"OXSRAD"内の"SensoryRoom"です（**写真１**）。"OXSRAD"とはオックスフォードにある地域のスポーツセンターで、障害の有無を問わずすべての人々を対象としています。このセンター内にトレーニングジムやスタジオと同様に、"Sensory Room"が設置されています。

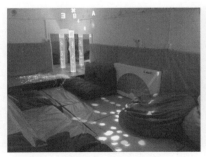 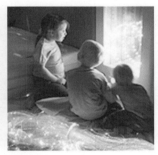

写真１　"OXSRAD"内の"Sensory Room"　　写真２　アランシアラーセンター内の"Sensory Room"

　2つ目は、アランシアラーセンター（The Alan Shearer Centre）内の"Sensory Room"です（**写真2**）。アランシアラーセンターは、ニューキャッスル郊外にある障害者のための居住施設です。その中のアクティビティセンター内に、"Sensory Room"が設置されています。

4　中国（上海市）のスヌーズレン：多感覚教室

　上海市では、スヌーズレンという用語は使用されておらず、スヌーズレンと同様の機器を使った療育は「多感覚訓練」と呼ばれています。多感覚訓練を実施する部屋は「多感覚教室」と呼ばれています（**写真3〜8**）。上海市では、市の規則により、すべての特別支援学校に多感覚教室が設置されており、すべての多感覚教室はほぼ同じ広さ、同じ設備です。部屋はホワイトルームで、ボールプール、光ファイバー、ボタンを押すと音が出る音響設備、音に合わせた映像が映る装置、香りが出るファン、風が出る筒、様々な感触を楽しめる床などの設備があります。

　多感覚教室の利用は教育カリキュラムの一つとして位置づけられています。生徒の障害に応じて、多感覚教室利用の必要性の判定、多感覚教室での指導プログラムの作成、指導後の評価を実施し、保護者にもこれらの内容の情報提供

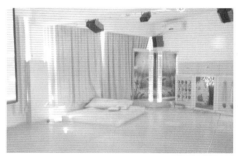

写真3　上海市の特別支援学校の多感覚教室①

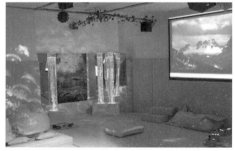

写真4　上海市の特別支援学校の多感覚教室②

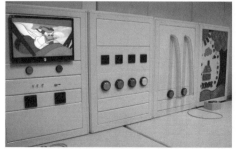

写真5　上海市の特別支援学校の多感覚教室③

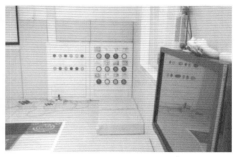

写真6　上海市の特別支援学校の多感覚教室④

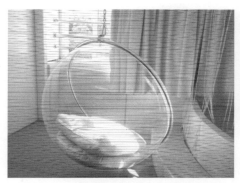

写真7　上海市の特別支援学校の多感
覚教室⑤

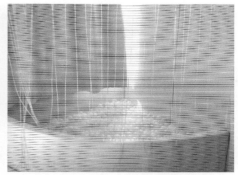

写真8　上海市の特別支援学校の多感
覚教室⑥

を行っています。多感覚教室の管理・使用および指導は研修を受けた専門の教
員が行います。他の教員が多感覚教室を使用することはできません。多感覚教
室を教育目的として活用する方針は徹底しており、リラクゼーションとして多
感覚教室を使用することはありません。

＜参考文献・サイト＞
大崎博史（2014）オランダとデンマークにおける障害のある人が利用するスヌーズレ
　　ン関連施設の視察報告，国立特別支援教育総合研究所ジャーナル第3号.
OXSRAD：Oxford & District Sports and Recreation Association for the Disa-
　　bled Ltd.：http://www.oxsrad.org/（アクセス日：2022年1月3日）
上海浦東新区特殊教育学校　http://www.pdtj.pudong-edu.sh.cn（アクセス日：2018
　　年1月29日）
Special Programs Snoezelen-Multi Sensory Environment Centre De Hartenberg,
　　Ede, The Netherlands：http://isna-mse.org/pdf/English/2020-INFO-ENG%20
　　Special%20Program%20Snoezelen%20the%20Centre%20De%20Hartenberg.pdf
　　（アクセス日：2022年1月3日）
The Alan Shearer Centre：http://alanshearercentre.org.uk/（アクセス日：2022
　　年1月3日）
Woonzorgpark De Hartenberg in Wekerom：https://www.sheerenloo.nl/in-de-
　　buurt/onze-woonzorgparken-wijken/de-hartenberg（アクセス日：2022年1月3
　　日）

（西木　貴美子）

第2章　学校編

実践のポイント解説

1　こうして実践!! 重度・重複障害児の感覚刺激が
　　入力しやすい環境づくり

2　自分の心と体に向き合う! スヌーズレン活動

3　こうして実践!! 子どもたちにとっても、教師に
　　とっても新しい試みとなった「スヌーズレン」
　　〜合同運動からの発展〜

4　肢体不自由特別支援学校における試み
　　誰でも気軽にスヌーズレン!

5　医療的ケア児におけるハンドメイドスヌーズレン
　　〜環境活用の有効性〜

6　「動」と「静」のスヌーズレン・ルームの活用

7　一人一人の個別の指導計画に位置づけた
　　スヌーズレンの活用

8　光り輝く豊かな生活を目指して!「光音香の学習」

9　「見たい・聞きたい・触りたい」
　　〜自発的に物や人に関わるために〜

実践のポイント解説

　近年、学校でのスヌーズレンの活用は、肢体不自由を主とする特別支援学校に在籍する重度・重複障害の子どもたちを対象とする自立活動で行われた実践が多く紹介されてきました。本章に掲載する 9 校の事例は、肢体不自由の特別支援学校 6 校、知的障害の特別支援学校 2 校、肢体不自由と病弱の併置校 1 校の実践です。また、スヌーズレンは教育の方法ではないという見方もありますが、ここではスヌーズレンの導入の目的とその成果について各校の実践を紹介しながら、活用の意義を確認するとともに従来の重度・重複障害のある子どもたちへの実践だけでなく、知的障害などの実践から障害種にかかわらず有効であることについても考える機会としたいと思います。

　スヌーズレンを学校で活用するにあたっては、活用の目的を明確にすることと環境を各校の実態に応じて柔軟に整えることが推進にとっての大事な要素であると考えます。

　9 校の事例ともに導入にあたってその目的を明確にして取り組んでおり、環境整備においてもスヌーズレン・ルームが設置されている学校は少なく、既存の教室をスヌーズレンの環境に整えて実践している学校が多いのが現状です。スヌーズレン・ルームがなくても身近なものを創意工夫して実践している事例から気軽に取り組むスヌーズレンの活用も参考になるところです。

　以下に 9 校の事例のポイントを紹介したいと思います。

1　教育課程上の位置づけ

⑴　自立活動での実践

　主に自立活動の一環としてスヌーズレンを実践している学校が多く、定期的に実践している学校と不定期に実践している学校があります。

　自立活動の内容とスヌーズレンの活用を関連づけている埼玉県立越谷特別支援学校の取組や個別の指導計画に位置づけられている香川県立高松養護学校の実践は、なぜ・何のためにスヌーズレンを実践するのかを考えるうえで参考になる事例です。

⑵　自立活動以外での実践

　広島市立広島特別支援学校の小学部では遊びの指導、東京都立光明学園では、中学部の生活単元学習や訪問学級での実践が紹介されています。

2　スヌーズレンのねらい

　スヌーズレンは、障害の軽重にかかわらず、現在、子どもたちが保有する能力で無理なく取り組めるものです。様々な多重感覚により未発達な感覚や動きを主体的に引き出すことを期待できます。実践事例においても、子どもたちの主体的な動きを引き出すことが導入のきっかけであり、自立活動の6区分27項目との関連からねらいを定めている実践が紹介されています。

　活用のねらいのポイントは以下の通りです。

⑴　感覚認知を促すことをねらいとする

　視覚・聴覚・嗅覚・触覚を刺激し知覚や認知の発達を促す。子どもたちの意識や注意を刺激し、注視や追視を促したり、手指や身体の動きを引き出したりすることをねらいとする。

⑵　心理的安定を促すことをねらいとする

　子どもたちの気持ちを落ち着かせ、リラックスや心地よさから自らの心の持ち方・あり方に気付き、心身の安定を引き出すことをねらいとする。

⑶　人との関わりを促すことをねらいとする

　心地よい多重感覚の環境の中で、子ども同士や子どもと教師間の関わりを通してコミュニケーション力を高めることをねらいとする。

3　スヌーズレンの環境整備

　スヌーズレンを活用するにあたって、限られた学校の施設や予算の中でスヌーズレンを実施する環境をどのように整えるかは課題になるところです。多くの場合は、スヌーズレンの設備にかかる費用や大がかりな機材の設置場所などを心配されます。学校にスヌーズレン・ルームがあるところはまだまだ少なく、既存の教室をスヌーズレン・ルームに整え、機材を入れて環境を整える学校が多い現状にあると考えます。9校の事例の環境の整え方は、気軽にスヌーズレンに取り組む上で参考になります。

⑴　ホワイトルームとブラックルーム

　ホワイトルームは、白を基調とした部屋または部屋を暗くしないで自然の光でスヌーズレンに取り組む部屋です。ブラックルームは、黒を基調とした部屋

で電気を消して光と闇のコントラストの中でスヌーズレンに取り組む部屋です。各校ともに対象の児童生徒の実態や活用目的に応じて、独自の取組を行っています。現在、多くの学校では、教室を暗幕で暗くして、バブルチューブやミラーボールやサイドグロウなどでの光の刺激や、リラクゼーションの音楽やアロマの装置を設置して実践しています。

(2)　使用する機材

プロジェクター、光ファイバー、ウオーターベッド、ミラーボール、ボールプール、サイドグロウ、バブルチューブ、アロマ装置、音響装置など各校様々な機材をスヌーズレンで使用しています。

「動」的なスヌーズレンや「静」的なスヌーズレンでの機材の活用や「集団の場」でのスヌーズレンや「個別の場」でのスヌーズレンでの環境設定などは参考になるところです。

(3)　気軽に取り組むスヌーズレン

スヌーズレンの環境を整えるための費用や設置場所などが気になるところですが、量販されているバブルチューブや100円均一ショップで売られているLEDライトなどを活用したり、プロジェクターで映し出した映像をオーガンジーの布に反映させたりするなど身近な材料を工夫し、多様な感覚刺激に取り組んでいる学校があります。既存の教室を暗幕で暗くして、学校にある機材を活用し、LEDライトやアロマ装置やリラクゼーションの音楽でスヌーズレン・ルームに仕立てる実践は、参考になるところです。

4　スヌーズレンを実践するにあたって期待できる成果

スヌーズレンは、教師主導で働きかけるものではなく、児童生徒自身が心地よい環境の中で、多様な感覚を刺激されることで、主体的な行動や活動を引き出すことができるものです。学校においては、リラクゼーションだけではなく、児童生徒のニーズに応じて発達を促す実践が9校の事例から確認できました。また、重度・重複障害の児童生徒だけではなく、知的障害や発達障害などの児童生徒の心身の安定に対しても有効であるという報告がありました。

9校の事例から期待できる教育的成果には、以下のようなことが考えられます。

- 多様な感覚刺激により心身の調和的発達を促す。
- 主体的な興味・関心の広がりや運動・動作を引き出す。
- 自己表現の力を引き出す。

- 人との関わり、コミュニケーション力を高める。
- 余暇の充実を生涯学習につなげる。（キャリア教育の視点）

5 スヌーズレンを実践するにあたっての課題

スヌーズレンを実践している学校には、学校の実態に応じて様々な課題がありますが、ハード面とソフト面の課題として以下の点が考えられます。

- 環境を整えるために安価で活用できる機材の調達と教材教具の開発
- 限られた環境の中で設置する場所の確保
- 集団での活用と個別での活用などの場面設定の工夫
- リラクゼーションなどの目標設定や児童生徒の実態に応じた目標設定
- 教育課程上の位置づけ
- 授業の計画立案と評価のあり方
- 感覚刺激の調整

現状では、特別支援学校におけるスヌーズレンの活用については、リラクゼーションを目的に行っているところも多いのが実情です。今回の9校の実践事例から、その活用のねらいと教育的効果について学び、スヌーズレンの教育を明確に位置づけられることに期待したいと考えます。

（達　直美）

1　こうして実践!! 重度・重複障害児の感覚刺激が入力しやすい環境づくり

札幌市立北翔養護学校

1　北翔養護学校のスヌーズレン室

　本校は、重度・重複障害のある肢体不自由児を対象とした特別支援学校です。

　本校には視覚、聴覚、嗅覚、触覚等を適度に刺激し、発達を促す教育活動を行うための多重感覚環境を創り出すことができるスヌーズレン室が設置されています。この教室に設置されている教材はバリエーションに富んでおり、室内は図1のような配置になっています。

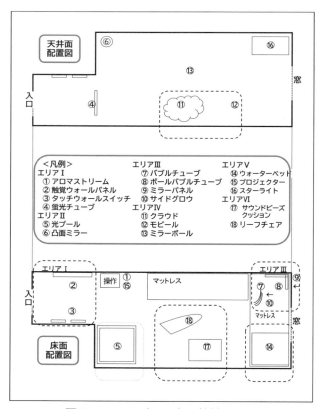

図1　スヌーズレン室の教材配置図

　十分な設備が整ったスヌーズレン室ではありますが、児童生徒の障害が重度化していることにより、その環境をそのまま活用することが難しい実態がありました。例えば、姿勢づくりに制限があるために教材に届かなかったり、乗り移ることができなかったりすることです。そこで、児童生徒の主体的な活動を引き出すために、一人一人に応じて感覚刺激が入力しやすい環境づくりを進めていった事例を紹介します。

2 実践例① 姿勢保持が難しくウォーターベッドやビーズクッションを不安がるAさん

(1) Aさんの実態

- 四肢体幹機能障害
- 仰臥位で呼吸心拍が安定していると、聴覚刺激に対して音源を探ろうとする。
- 姿勢が不安定だと全身の筋緊張が高まり、情報探索ができなくなる。

(2) スヌーズレンを活用した指導のねらい

　揺れによる不安を低減した教育環境で、自ら聴覚と振動の刺激を感じ取ること。

(3) 教材の工夫（写真1）

- 巧技台、木材、厚めのベニヤ板、マット
- YAMAHAパワードミキサーEMX620

　本校のスヌーズレン室に設置するウォーターベッドは、下部にスピーカーがあり、そこで臥位の姿勢をとると音楽の振動をベッドの水を通して全身で感じることができます。しかし、Aさんの場合、ベッドが安定しない状態では筋緊張が高まり、能動的な情報入力が難しく、全身で音や

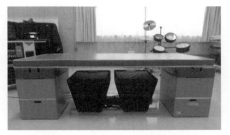

写真1　Aさんへの教材の工夫

振動を感じるための活動ができませんでした。そこで、安定した仰臥位がとれる環境調整を重視しました。200Wスピーカー（YAMAHA）の上に厚めのベニヤ板を置き、全身で音の振動を感じられるようにしました。さらに、ベッド上でスイッチを押すとスピーカーから音が聞こえてくる仕組みにしました。

(4) 結果

　背中の方から聞こえてくる「ガタン、ガタン…」という電車の音と、スピーカーによる振動で、はじめは驚いた表情を見せていましたが、慣れてくると笑

顔も見られるようになりました。教育的な効果の期待として、スイッチと音、振動の因果関係の理解を深め、自らスイッチに手を伸ばして押せるようになることが次のステップとして考えられます。

3　実践例②　対象物が遠すぎると視覚刺激が入力できないBさん

⑴　Bさんの実態
- 脳梁欠損に起因する痙性麻痺により四肢体幹機能障害
- 近距離30cmであれば光刺激に反応することができる。
- 左凸側弯、脊柱右回旋に伴って頭部が右回旋しており、頸の可動域に制限がある。30cm以上の距離だと光刺激の認識ができず無反応である。

⑵　スヌーズレンを活用した指導のねらい
明暗弁別を感じられる教育環境を整えて、自ら光刺激を追おうとすること。

⑶　教材の工夫（写真2）
- ウォッシュスポットライト、パワーリンク、ビッグスイッチ、物干し竿
- 幅3m、長さ10mのサテン地の布（白）

本校のスヌーズレン室の天井にはミラーボールが2台対向に設置されています。4色が順番に切り替わるスポットライトが光を反射し、壁に連続した水玉状の光を映し出すことができます。

しかし、その光は、Bさんが明暗を判断できる距離にはなく、体位変換の困難さにより視点移動できない壁に映し出されています。

そこで、Bさんが光を捉えられる位置と距離に配慮した教材を作成しました。薄暗くした室内に白い布で作った幅3m、高さ2m50cmの三角状テントを設置し、傾斜がついたテントの片面全体にウォッシュスポットライト（以下ライト）で光を映しました。ライトの光はミラーボールに反射された光と同様に水玉状で、さらに照度が高く、色の変化がはっきりとしています。Bさんは主に体の正中線よりも顔を右方向に向けていることが多く、光を映し出すテントに傾斜がついていることにより、Bさんの頸の

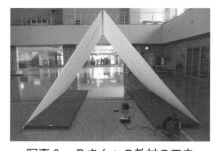

写真2　Bさんへの教材の工夫

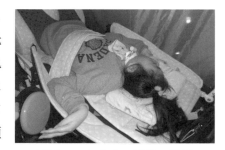

写真3　Bさんの活動の様子

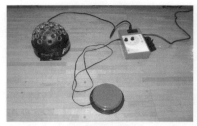

**写真 4　ライトを点灯するための
　　　　スイッチ教材**

角度を調整しなくても光を視野に入れやすい環境が設定されました（**写真 3**）。また、ライトはパワーリンクを使用することで点灯してから消灯するまでの時間を指導者側で設定することができ、ライトが消えると自らスイッチを押してライトを点灯させることができるようにしました（**写真 4**）。

(4)　結果

　視野に光の水玉が入る位置まで座位保持装置で近づけるので、光を捉える眼球の動きを確認しながら、光刺激の入力を調節することができました。また、ライトが消えたことに気が付いたら自らスイッチを押してライトを点灯させることで、因果関係を学習することもできました。

4　実践例③　受動的な刺激入力が増えると覚醒水準が高まってしまうCさん

(1)　Cさんの実態

- 脳性麻痺による両上下肢機能の全廃及び座位不能な体幹機能障害
- 目で見て判断するだけの教材は、注意を向けることが難しい。
- 操作動作を伴う活動では、注意を向けて能動的に活動できる。
- 対象となる教材以外の音が多すぎると、情報の取捨選択ができず混乱気味になり、集中できずに活動が止まってしまう。興味のないものについては目で見てから対象物を探して確認するという動きは出ない。

(2)　スヌーズレンを活用したねらい

　注視しやすい教育環境を整えることで、自ら教材に手を伸ばし、操作できること。

(3)　教材の工夫（写真 5）

- 網パネル 2 枚（縦 2 m10㎝、横 1 m10㎝）
- 暗幕、ブラックライト、白画用紙で作った雪の結晶の切り紙、送風機、紙吹雪が入った箱、長い紐についている鈴、ビッグスイッチ

　Cさんは、スヌーズレン室では自らスイッチを押してバブルチューブやボールバブルチューブを動かしたり、光プールの中の色を変化させたりという因果関係を深める学習を進めていました。しかし、薄明かりの中で教材を見つけることが難しく、複数名で利用すると自分が操作した以外の音声が多くなるという欠

点がありました。能動的に関与したにもか
かわらず、結果がわからずに音声過多にな
り、心的処理が図られないということがあ
りました。そこで、車椅子が１台入れる程
度の簡易暗室を網パネルと暗幕で作り、全
体の明るさを落として光る教材に注目しや
すい環境にし、自ら働きかける教材を３つ
用意しました。１つ目はブラックライトが
点灯して切り紙が光る、２つ目は送風され
て切り紙がゆっくりと動く、３つ目は紐を
引っ張ると鈴が鳴って紙吹雪が舞うという
ものです。教材に注目しやすく、自ら働き
かけた結果がわかりやすいようにしました。

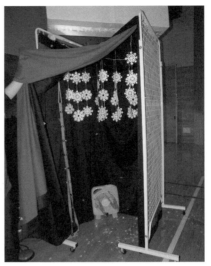

写真５　Ｃさんへの教材の工夫

⑷　結果

　１つ目の仕掛けでは、白く浮き出る雪の
結晶を、頸を安定させて５秒間ほど注視す
る目の動きが見られるようになりました。
２つ目の仕掛けでは、自ら何度もスイッチ
を押して送風機の音と周囲の環境の変化を
確認しようとする手の動きが見られるよう

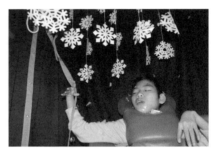

写真６　Ｃさんの活動の様子

になりました。３つ目の仕掛けでは、音楽の学習時間等では聴覚で音源方向を
探索し、何となく手を伸ばして音源に触れるという傾向があったＣさんでした
が、この暗室の中では、紐を頸と眼球の動きで探索し、対象物を見付けてから
手を伸ばす動きが見られるようになりました（**写真６**）。

5　まとめ

　スヌーズレンは、感覚入力を刺激する教育環境を設定するという意味では大
変有効だと言え、生徒一人一人の刺激入力レベルに応じた環境設定をすること
がとても重要だと考えます。

＜引用文献＞
木村牧生（2013）北翔養護学校のスヌーズレン設備の現状とその活用から，スヌーズ
　　レン研究，第１号，13-25.

（渡邊　真弥子・大塚　友美）

2 自分の心と体に向き合う！スヌーズレン活動

埼玉県立越谷特別支援学校

　埼玉県立越谷特別支援学校は、埼玉県東部ののどかな地域にある学校です。学区域は 7 市 1 町、所属する児童生徒数は約230人と、県内では大きな学校です。本校には体の使い方に難しさのある子どもたちや知的な発達の緩やかな子どもたちが通っています。

1 教育実践におけるスヌーズレンの活用

　私が子どもたちとスヌーズレンの教材や考え方を活かして実践するのは、自立活動（障害のある子どもたちが学習面や生活面での困難を主体的に改善したり克服したりするための力を養うための指導領域）の授業です。スヌーズレンの「自ら探索する」や「くつろぐ」という考え方は（活動の中での支援者との関わりを前提とすると）表 1 のように自立活動の内容の 6 区分27項目との関連性が高く、指導目標ともつながりやすいため、本校でも多く授業に取り入れられています。

2 体の使い方に難しさのある子どもにとってのスヌーズレンの活動の有効性

　体の使い方に難しさのある子どもたちが通ってきている本校でも、気持ちや情動の調整の苦手な子どもたちによく出会います。例えば、嬉しかったり頑張ろうとしたり、気持ちが高揚するとそれに合わせて全身に力が入ってしまう子どもがいます。また、力が入ってしまっているときには気持ちを落ち着かせたり切り替えたりすることがなかなかできません。

　しかし、これは私たちにも近しい話のように感じます。大事な試験の時には知らず知らずに肩に力が入っています。逆に肩の力を抜いて深呼吸すると、少し楽な気持ちになることもあります。改めて、心と体の密接な関係を考えさせられます。

表1　スヌーズレンと自立活動の内容との関連

スヌーズレン	特に関連する自立活動の内容	
自ら探索する ＋ （支援者とのやりとり）	2．心理的な安定	(2)状況の理解と変化への対応に関すること
	4．環境の把握	(1)保有する感覚の活用に関すること (2)感覚や認知の特性についての理解と対応に関すること (4)感覚を総合的に活用した周囲の状況についての把握と状況に応じた行動に関すること (5)認知や行動の手掛かりとなる概念の形成に関すること
	5．身体の動き	(4)身体の移動能力に関すること
	6．コミュニケーション	(1)コミュニケーションの基礎的能力に関すること
くつろぐ ＋ （支援者との共感）	1．健康の保持	(1)生活のリズムや生活習慣の形成に関すること (4)障害の特性の理解と生活環境の調整に関すること
	2．心理的な安定	(1)情緒の安定に関すること (2)状況の理解と変化への対応に関すること
	3．人間関係の形成	(3)自己の理解と行動の調整に関すること
	4．環境の把握	(1)保有する感覚の活用に関すること (4)感覚を総合的に活用した周囲の状況についての把握と状況に応じた行動に関すること
	5．身体の動き	(1)姿勢と運動・動作の基礎的能力に関すること

　そのため、本校の多くの子どもたちのように、体の使い方の調整・コントロールが上手にできない場合、心理面に対してアプローチすることが身体面の成長につながることが多くあります。例えば、子どもが見ることに集中しやすい環境を設定したなかで物が提示されると、関心が高まり、それに向けていつもよ

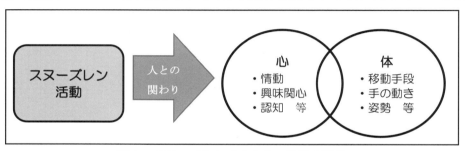

図1　スヌーズレンの心と体へ及ぼす働き

り上手に手を伸ばせたり、歩けたりします。また、得意な感覚の手がかりを活用して環境を把握しやすくすると、安心して余計な力が抜け、身体がリラックスできたりします。

　スヌーズレンは、様々な教材や環境の効果を適切に組み合わせて用いることで、子どもたちの関心・意欲や知的な好奇心と理解、情動の認識等の心理面に働きかけるのにうってつけの活動です（図1）。それによる自発的な動作や姿勢の自立、身体のリラックスなどの具体的な変容を、以下の実践紹介でお伝えします。

３　実践「環境の受容と理解を通した、心身の状態の意識化と調整※ をする力を引き出す授業」

〇児童及び学習グループ
　・自立活動を主とする教育課程を履修する小学4年生と5年生、計6名

〇対象授業：自立活動

〇授業の展開・内容と工夫点

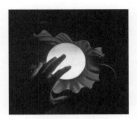

写真1　電球

　使用した主な教材は、エアトランポリン、サイドグロゥ、電球（小：写真1）、様々な感覚の特徴（音や光や手触り等）のあるおもちゃ（写真2・3）です。また、教室を子どもたちの表情の変化が見える程度に暗くし、提示したものに気付きやすい環境にします。

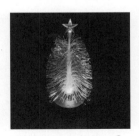

写真2　おもちゃ①

　エアトランポリン上で行う理由は、運動経験の少ない子どもたちの多くは、視る聴くのみの活動よりも揺れたり身体を動かしたり、触れるような基礎的な感覚（前庭覚・固有覚・触覚）を併せて伝える方が「わかりやすい」ためです。そのため、大きく不規則な揺れでは（ジェットコースターのように）覚醒状態も高まりやすく、小さな一定の揺れでは（揺りかごのように）気持ちが落ち着きやすいという効果が期待できます。この活動でもエアトランポリンを使って場面やリズムの変化に応じた様々な揺れを伝えていきます。そこに光や音等を効果的に提示していくことで、子どもたちの感情や情動に働きかけていくことができるのではないかと考えました。

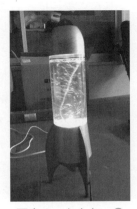

写真3　おもちゃ②

授業は大きく分けて2つの展開で構成しています。

(1)　展開①　気持ちの高揚感を感じ自己表現を促したり、自ら探索する意欲を引き出す活動

　ここでは、子どもたちが興味を持ち、自分なりの手段でまわりの教材や環境に働きかける様子が出ることを期待して活動を行いました。そのために用意したのは、様々な感触やフィードバックのある光るおもちゃです。例えば、やわらかい素材の光るゴムボールや、転がすと光って震えるおもちゃ、握ると音のする楽器等です。

　授業の初期は、教員と一緒に関わり、好きな教材や関わりやすい姿勢を見つけていき、物に関わる面白さを十分に伝えます。少し慣れてきたら、あえて「もうひとがんばり」で関われるように提示の仕方や場所を工夫して、自発的な動きを引き出します。教員は気付きを促す程度の介入とします。

　授業の中期に登場するのがフィードバックの多い（光と音楽と振動）スイッチ（**写真4**）とサイドグロウ（**写真5**）です。これまで提示してきた教材の中にそのスイッチを加え、それを誰かが押すとサイドグロウが光りだすように操作します。はじめは偶然押してしまっていても、繰り返すうちにその因果関係を理解してくれるようになることを期待した活動です。

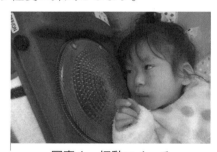

写真4　振動スイッチ

　授業の後期は、「ブブー」と音のする別のスイッチを追加して、そのスイッチが押されたときにはエアトランポリンを大きめに揺らします。ハズレの効果の予定でしたが、こちらの方が好きな子どもも多くいました。別の要素が加わることで、さらに次

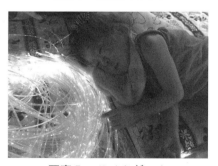

写真5　サイドグロウ

の展開を予測したり見通したりする意識を引き出そうと考えました。

(2)　展開②　気持ちを落ち着かせながら、体をリラックスする活動

　展開①は、活動のボルテージが上がるにつれて、子どもたちも声を出したり手足を動かしたりして盛り上がります。そこで、展開②では、環境の変化をきっかけにして気持ちを落ち着かせていくことを目指します。天井から小さめのライトをつけ、穏やかな音楽に合わせてエアトランポリンを小さく揺らし場面の切り

替わりを提示します。はじめは声かけをしたり気付きやすいように姿勢を整える支援をします。子どもたちの気付きが見られはじめたらミニライトの明かりを調整したり、揺れのリズムを変えたりして子どもたちの周囲への意識を確認します。また、繰り返していくなかで、子どもたちの活動の切り替わりに気付くまでの時間や気付いたときの様子や表情の変化を確認していくことも大切にしました。

〇児童の様子と変容

(1)　笑顔の表現が拡がってきているＡさん

　Ａさんは、小学4年生の女の子です。とても小柄ですが、ダイナミックな遊びは大好きです。最近は大人同士の話に参加するように声を出したり、ケタケタと笑うような様子が増えてきています。少しずつ、気持ちが周囲に向いてきてくれており保護者とも成長を楽しみにしています。

　スヌーズレンの活動では、情報を受け取りやすい環境で、関心のあるモノを見て触れて、自発的な動きを引き出したり、表情や声で気持ちを表現したりと、外界との関わりを楽しんでもらいたいと考えました。

　展開①でまず、Ａさんが関心をもってくれたのは、サイドグロウが光る際の合図になるスイッチです。いつもは指を口元に持っていきがちですが、活動を繰り返すうちに指先を探るように動かしてスイッチを押すようになりました。はじめはスイッチの反応に驚いたような様子でしたが、次第に表情の変化や、笑顔も見られるようになりました。あえて手から少し離れた位置にスイッチを置くと、探すような手の動きも出てきました。その頃には、手元に視線を向けて関わっています。また、エアトランポリンの大きな揺れでも揺れが落ち着くと、声を出したり笑ったりと、活動の変化を感じて表現してくれるようになりました。まるで次を期待するような様子です。

　環境と教材の効果を工夫したことで関心が高まり、因果関係の理解が深まったように思います。Ａさんの小さな手での探索活動は、本人にとってはとても大きな探検だったかもしれません。

(2)　遊びもおしゃべりも全力投球のＢくん

　Ｂくんは小学4年生の男の子で、頑張ろう！嬉しい！やりたい！お話したい！と、気持ちが高まると全身に力が入ってしまい、挨拶するだけでへとへとで、授業が終るころには汗だくです。そこでスヌーズレンの活動では、自分の気持ちの状態に気付いたり、動きをじっくり意識しながら手を使ったりと、体や気持ちを調整しながら使う経験をしてほしいと考えました。

そんなBくんは、展開①は、余計な情報が少ないため、関心を持ったものに教員と手を伸ばすときには手指の力が抜けて、よく手元を見ながら教材に関わることができるようになってきました（**写真6**）。意識的に体が使えている時間が増えると余計な力がいらないので、汗だくにならずに活動を終えられます。

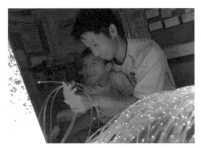

写真6　Bくんの様子

展開②に切り替ると、ミニライトの光の動きに気付いて、体がリラックスできるまでが少しずつスムーズになってきました。また、ミニライトをじぃっと見ていたかと思うと、近くの教員に視線を向け、ニコッと笑ってくれます。心地よさや活動の楽しさを共感しようとしてくれていると受け取りました。

普段、1日中元気いっぱいのBくんでしたが、スヌーズレンの活動以外の場面でも、給食前の休憩時間では、姿勢と少しの環境設定で、自然に体の力を抜いて休息できるようになってきました。学習の生活への拡がりも嬉しい成長でした。

4　まとめ 〜子どもたちとのスヌーズレンの活動を通して学んだこと〜

この活動を通して学んだことは、まず、子どもたちの視点に立ち「ちょっとやってみようかな」の気持ちを引き出す工夫や仕掛けをいかにするかが大切だということです。この子はどんな感覚や情報が好きなのかな？　受け止めやすいのかな？　どんな環境に整えていけば気付いたり自分から働きかけたりできるかな？　のように、子どもを理解しようとすることから授業を組み立てたり見直したりすることが必要だと気付きました。

次に、適切な共感とやりとりをする大切さです。スヌーズレンの活動では環境を整理していくことから、私はついつい邪魔しないようにと、息を潜めて子どもたちの様子を見守っていました。しかし、それでは子どもたちの気付きや情動の変化、自発的な動きも自己完結に終ってしまいます。子どもたちの気付きに合わせて共感の声かけをしたり、様子に応じて活動の流れや効果を柔軟に変更したりすることで活動をより充実させることができました。

※心の状態の意識化と調整…気持ちの高揚を認識し表現したり、それを意識的に静めていったりすること。
　体の状態の意識化と調整…体の状態や変化に気付いたり、目的的に体を使おうとすること。

（西塚　裕人）

3 こうして実践!! 子どもたちにとっても、教師にとっても新しい試みとなった「スヌーズレン」 ～合同運動からの発展～

千葉県立松戸特別支援学校

　2000年に初めて私が本校に赴任したとき、自立活動部ではすでにスヌーズレンを行っていました。当時の養護・訓練部（現自立活動部）の部員が1998年12月にイギリス大使館講習会（スヌーズレン講習会）に参加したことがきっかけでした。思春期を迎えた中学部の生徒の心理面・情緒面の支援と身体面の筋緊張の弛緩や身体の歪みの調整を仲間と一緒に行う合同運動にスヌーズレンを取り入れ始め、現在のスヌーズレンとなった実践を報告します。

1　松戸特別支援学校の「スヌーズレン」はここが違う

(1)　「動」と「静」の取組として

　出発点は上述したように、合同運動（自立活動は個別でマンツーマンで行っていますが、中学部段階では集団の中での仲間意識を大切にしていこうと週1回の1コマの自立活動授業の中で合同運動が行われてきました。本校研究紀要第21号1999年度）

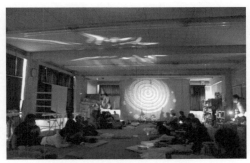

写真1　本校のスヌーズレン

は「動」の活動として、そして後半に「静」の活動として「スヌーズレン」（**写真1**）を取り入れてきた経緯があります。また、合同運動は以下(2)に記した「基礎運動」をもとに考えられた運動です。

(2)　合同運動とは基礎運動の流れから

　本校では「基礎運動」という手法を取り入れています。「基礎運動」とは本校のからだの取組から受け継がれてきたもので、具体的には「人間が生まれて、立って歩くまでの動き（健常児の運動発達を基礎にしている）」を運動の流れを押さえて取り組み、個々の力を獲得させていきます。健常児の運動発達を基礎にして、子どもたちの状態（実態、個々の問題）を把握し理解していきます。

　活動としては、**図1**の①（仰臥位）から寝返りをして、②（伏臥位）→③両

肘を肩の下へ交互に引き寄せ頭を起こす、④（パピポジション）→片肘を伸ばしながら片膝を引き上げ屈曲させ、⑤もう片方の肘も伸ばし、もう片方の膝も屈曲させる、⑥（よつばい位）→左右の重心移動をしながら上体を起こす、⑦（膝立ち位）→

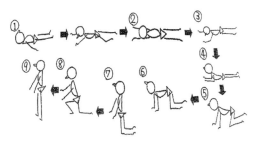

図1 「基礎運動」での活動

⑧片膝を立てて片足の足底をつけ体重をのせて、もう片方の足底を床につけ立つ、⑨（立位）という動作と姿勢の流れとなっています。これらを枕やクッション、布団、箱椅子、砂袋、歩行器、そして、本校独自で手作りした、つり帯、固定帯、腹帯といった道具立てをしながら、その子どもにあった活動をしています（写真2）。

(3) 集団の中での「スヌーズレン」

『スヌーズレン成立の基本条件』（スヌーズレン教育, 1 ,19-28,2017より）の中に「個別または小集団による活動であること」とありますが、本校では集団の中で行われています。このことは本校の自立活動の歴史からくるもので、現在でも集団（クラスや学年単位約7〜21人の児童生徒）で取り組んでいます。

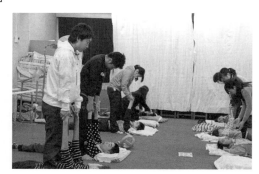

写真2 基礎運動の様子

　合同運動（スヌーズレンも）は、中学部の学年の自立活動の時間における授業で取り組んできました。しかし、現在は児童生徒の増加にともない、日課表の中に合同運動とスヌーズレンを組み入れることが難しくなっています。1週間の自立活動の時間における指導（からだ）の授業が小学部1〜3年生が3コマ、小学部4〜6年生と中学部1、2年生が2コマ、中学部3年生と高等部が1コマ（2021年度）となっており、学期始め、運動会・体育祭、文化祭等の行事明けに各学級で1コマの中で合同運動（スヌーズレン）を行っています。

　しかし、2020年度のコロナ禍では、上記の行事が中止・縮小となり、取り組めませんでした。2021年度は各学期の終わりに「スヌーズレン週間」を設定し、学期に1回は取り組めるようになりました。暗幕の外側の窓は開けて換気し、人数も以前の半分の6〜7名を上限とし、物品の除菌をしながら取り組み始め

ました。

2 現在の取組の様子

(1) 環境の設定とスヌーズレン備品

　自立活動室をスヌーズレン室の環境に代えるために、窓にすべて暗幕をつけて、窓からの光が入らないように工夫しながら行っています（**写真3**）。**写真2**の後方に見える白い布はスクリーンです。

　使用している備品は、次の通りです。

① プロジェクター2台（1台目がソーラー250プロジェクター＋パノラマローテーターROMP14024、2台目がスナッププロジェクター（LED）回転用モーター及び調整機能付＋ピチャーディスク）

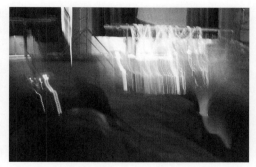

写真3　本校のスヌーズレン・ルーム仕様

② 光ファイバーストリングス

③ 回転ミラーボール＋スポットライト

④ 音楽CD及びデッキ（CDはmusic for childrenとPathway to Communication Vol.1）

⑤ ジェルビーマット及び、児童生徒に合ったクッション

(2) 取組の流れ

　教師Aが主指導とスヌーズレンスイッチ類の操作を担当し、教師Bは部屋の照明のスイッチと音楽を担当します。その他の教師は児童生徒をマンツーマンで観察します。このときの教師は児童生徒の様子を観察し、指導はしないようにしています。

① スヌーズレンが始まることを伝える。

② 部屋が徐々に暗くなり、香りが漂うスプレー、音楽（CDコンポ・スピーカー）が流れる。

③ プロジェクターから映像が映し出される。

④ 回転ミラーボールや光ファイバーストリングスが点灯する。

⑤ 児童生徒の様子を見ながら③と④を点けたり、消したりする。

⑥ 約20分間を目安に音楽と光が徐々に消えていく。

⑦ 最後の光が消えて暗くなり、余韻を残して、しばらくしてから部屋の照

明がひとつずつ点き明るくなる。

⑧　教師Ａは、児童生徒の感想や一緒にいた教師に様子を聞く。

児童生徒にとっては真っ暗になり、いつもと違う雰囲気を感じ取り、今から何が起きるのかという期待感を持っているようです。そして光と音と香りの空間をじっくりと感じ取って、様々な表情や動きを見せてくれます。

(3)　文化祭でのミニスヌーズレン・ルームの取組

毎年、秋に本校で行われている文化祭の松特祭では、自立活動部でミニ福祉機器展とミニスヌーズレンを企画しています。自立活動室の小部屋をスヌーズレン・ルームにして２日間、児童生徒の他にも保護者や就学前の子ども、地域の方々にも体感してもらっています。初めての方々には新鮮な体験で毎年恒例の企画となっています。

3　成果と課題として

(1)　観察からみえてきた成果

①　集団の中でも担当の児童生徒と教師が、じっくりと向き合う時間と空間になっています。

②　スヌーズレンを始める前に声を出していた生徒が、暗くなり始めると、静かになり集中して光に見入っていました。

③　普段、心拍数が80台の生徒がスヌーズレンの時には67まで下がり、ゆったりとした状態になることが数値からわかりました。

④　始まるとリラックスして常同行動（指なめ）をしている生徒はこの行動をしなくなることも本校の以前の実践（養護学校の教育と展望No.134に報告）より確認されています。

⑤　気持ちがリセットされ、次の授業や活動に向かう気持ちがスムーズになるようです。

⑥　教師にとっても、心を落ち着かせ、児童生徒と向き合う時間と空間になっています。

(2)　これからの課題（写真４）

①　備品の老朽化、光ファイバーストリングスの先が割れてきてしまい、児童生徒が触ることができないこと。1999年から購入

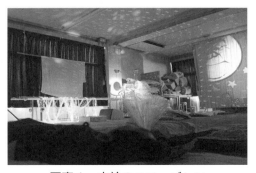

写真４　本校のスヌーズレン

し始め、その頃のパノラマローターも何度か修理にも出しましたが寿命のようです。各年度の備品購入で少しずつ入れ替え、買い足しています。

2018年に新しい光ファイバーを購入すると、自分から近づき触れるようになりました。

② 児童生徒が選択できる場面の設定を増やすこと。

③ 観察のポイントの共通理解と評価の仕方について検討すること。

4 まとめとして

本稿を執筆することで、本校のスヌーズレンのはじまりや内容について振り返ることができました。今までは、スヌーズレンの活動をするに当たって自立活動部の経験者からの口伝えでセッティングをし取り組んできましたが、これからの課題を整理することや次の世代の教師集団に伝えるきっかけにもなりました。

基本に立ち返るために、スヌーズレンの研修会にも参加しました。これからも松戸特別支援学校の財産として、スヌーズレンの取組を充実させ、子どもたちとの活動を大切にしていきたいです。

2021年、夏休み前の7月の2週間の「スヌーズレン週間」では、初めてスヌーズレンを体験する小学部1、2年生は、暗くなり不安になる児童、光ファイバーに近づき手に取る児童、天井や壁に動くミラーボールを目で追う児童がいました。何度も経験している児童生徒たちは、落ち着いてじっと見入っている様子が多いようです。

高等部の生徒には、「地球再生」というテーマ仕立てにして4枚の映像円盤（火山と噴火・海中・雲と空・森林）を使い、ストーリー性を持たせて取り組んでみました。

これからも工夫をしながら、子どもたちの様々な表情を引き出せるようスヌーズレンの実践を続けていきたいと感じています。

＜引用文献＞
松戸養護学校（1999）松戸養護学校研究紀要，第21号.
川眞田喜代子・佐々木陽子（2004）スヌーズレンを取り入れた自立活動，養護学校の教育と展望No.134,29-34.

（岡田 敏男）

4 肢体不自由特別支援学校における試み 誰でも気軽にスヌーズレン！

東京都立光明学園

誰でも気軽にスヌーズレン！中学部の取組

1 はじめに

　本校は、2017年度から肢体と病弱の併置校として光明特別支援学校から光明学園という新たな学校となりました。ここでは、肢体不自由教育部門中学部の取組を報告いたします。

　肢体部門は、医療的ケアの児童生徒が増加し、知的障害や発達障害を併せ有する児童生徒も多く在籍するなど、障害が重度・重複化しています。

　重度の障害のある子どもたちの多くは、言語でいろいろな意思を伝えられなかったり、ボディランゲージでのコミュニケーションも困難であったりします。また、視覚や聴覚の支援を要したり、感覚過敏や情緒の安定に配慮したりする支援が求められます。

　そのような中で、現在当学園は校舎新築工事を行っており、スヌーズレンの実践においては環境整備などの課題がある現状です。2025年度の新校舎には、スヌーズレン・ルームが設置される予定です。

　ここでは2017年から2018年での肢体不自由教育部門での中学部の実践と訪問教育の光遊びの実践を報告いたします。

2 スヌーズレンに取り組む目的

　スヌーズレンは、重度の障害のある子どもたちにとって外部からの刺激や感覚を受け取ることが難しい部分を「光」「音」「温度」「触覚」「香り」「映像」などの様々な刺激から、自分の気に入ったものを自主的に受け入れ、リラックスするという効果があります。スヌーズレンに取り組む目的は、生徒自身が心身共にリラックスできるということに加え、教員が生徒に適したものを与えるのではなく、生徒自身が得たい刺激に向かって自らの動きを引き出すことにあ

ると考えます。

　スヌーズレン（Snoezelen）の語源は、2つのオランダ語でSnuffelen「鼻でクンクン匂いを嗅ぐ」という意味とDoezelen「ウトウト居眠りをする」という意味に由来していると言います。この語源にあるように「リラックスする」と「自ら探索する」という目的でスヌーズレンに取り組んでいます。

3　スヌーズレンと自立活動

　特別支援学校学習指導要領では、自立活動の目標として「個々の児童又は生徒が自立を目指し、障害による学習上又は生活上の困難を主体的に改善・克服するために必要な知識、技能、態度及び習慣を養い、もって心身の調和的発達の基盤を培う」と示されています。スヌーズレンの教育的ねらいと自立活動の6区分との関係については、以下のように考え実践しています。

自立活動の区分	スヌーズレンのねらい
①健康の保持	• 生活のリズムを整える • 自分の生活を自ら管理する • 運動動作の向上 • 情緒の安定とリラクゼーションをはかる
②心理的な安定	• 情緒の安定とリラクゼーション • 場面の変化を受け止める
③人間関係の形成	• 他者との関わりを促す • 集団の中で状況に応じた行動ができる
④環境の把握	• 視覚・聴覚・触覚などの感覚を活用する • 自分の好みの音や感触を通して快・不快を表現する
⑤身体の動き	• 運動動作の向上 • 自ら身体を動かし目的のものに触ったり場所へ移動したりする
⑥コミュニケーション	• コミュニケーション能力の向上 • 状況に応じた言語環境の中で内言語を豊かにする

　重度の障害のある子どもたちは、日々の生活の中で主に身体や感覚の取組など自立活動の指導は重要な要素となっています。生活の中での楽しみや情動の向上は、自立活動の6つの区分と深く関わることから自立活動でのスヌーズレンの効果に期待できるのではないかと考えます。

4　スヌーズレンの実践

　当校には、スヌーズレン・ルームはなく、各グループの教室にスヌーズレンに必要な用具を持ち込み、暗幕を張り行っています。光・音・香りの3つは必

須で、生徒の実態に応じて振動や触覚などを組み合わせて教室をスヌーズレン・ルームに仕立てて取り組んでいます（写真1）。

(1)　自立活動を主とするグループ

　自立活動を主とする学習グループでは、自立活動の授業や生活単元学習の授業でスヌーズレンを行っています。グループによっては、教室に薄く透き通る素材の布を天井から吊るして、プロジェクターで海辺の映像や動物の映像などを投影して、教室の環境を水族館のように仕立てたり、大自然の

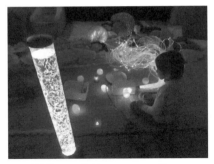

写真1　本校のスヌーズレン

空間にしたりして楽しんでいます。また、寝たきりで動きの取りにくい生徒には、手元でiPadを活用し映像が見られる工夫もしています。生徒は、自ら光の発する場所や映像の所に移動しようと手足を動かしたり、教員にその場所に行きたいと訴えたりする姿が見られます。日頃自主的な動きを引き出すことが困難な生徒が自ら動く主体的な活動ができる機会になっています。

(2)　知的代替のグループ

　知的代替の学習グループでは、自立活動の時間にグループ全員でプレイルームでスヌーズレンに取り組んでいます。生徒は思い思いに自分の好きな場所に行き、友だちと一緒に光を見たり、バブルタワーの泡の動きを楽しんだりしています。日頃関わりの少ない生徒と一緒に楽しむ姿やリラックスして身体を緩める姿が見られる機会となっています。

　5　　スヌーズレンで活用している用具

(1)　バブルタワー（写真2・3）

　透明な筒の中に水を入れ、たくさんの泡がブクブク発生する装置です。泡の動きや音を感じ楽しむことができます。ライトアップにより泡がいろいろな色に輝きます。市販されているものを使用しています。

(2)　ミラーボール

　回転することで様々な光をいろいろな方

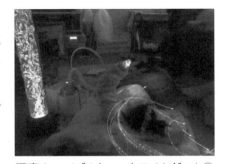

写真2　バブルタワーとサイドグロウ①

向に反射して、動きのある光を発します。天井や壁にきれいな色を映し出します。

(3)　サイドグロウ（写真2・3）

　光ファイバーでできた紐が束になった物です。白い光を発し、輝かせるものです。生徒の多くはその光の束に向かっていったり、身体に巻き付けたりして楽しんでいます。

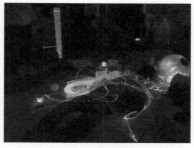

写真3　バブルタワーとサイドグロウ②

(4)　プロジェクター

　海の映像などリラクゼーションに効果的な映像を映し出すときに利用しています。スヌーズレン専用のプロジェクターではなく、家庭用の物を使用しています。

(5)　LEDライト（写真4）

　100円均一ショップで販売されている卵形のLEDライトを使用しています。様々な色の光を出すので生徒は手のひらに入れてじっ

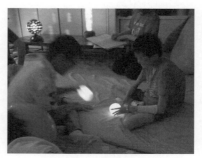

写真4　LEDライト

と眺めたり、動かしたりしながら楽しんでいます。

(6)　電飾のイルミネーション

　クリスマス用の飾り付けに利用されるものを使用しています。壁や机に這わせて使ったり、天井から吊したり、いろいろな活用の仕方ができます。

(7)　クッションやぬいぐるみや低反発マット

　生徒が好きな体勢で楽しめるようにクッションやマットを置き、関心が持てるぬいぐるみを置いています。いろいろな感触を楽しむことができる空間を演出しています。

(8)　バイブレーショングッズ

　生徒の実態に応じて、クッションなどの中に入っている装置で、振動や揺れを楽しめるものを用意しています。

(9)　音楽

　主にリラックスできる音楽やオルゴールの音色を聴くCDを用意して活用しています。音によるリラクゼーションは必須です。

(10)　アロマ

　アロマの効果でリラックスすることをより促しています。香りを部屋につけることで教室とは違った空間を演出しています。

　当校では、高価なスヌーズレンの用具はあまりありません。スヌーズレン・

ルームは高価であるように言われていますが、100円均一ショップやリラクゼーションのお店で売っているものなど、安価なものを活用してスヌーズレンの環境を作ることは可能だと思います。どこでもだれでもできるスヌーズレンの実践をしているところです。

6　スヌーズレンで期待できる効果

自ら働きかけることが難しい重度・重複の障害のある子どもたちにとっては、教員や大人からの働きかけが多くなりがちです。そのような中で、スヌーズレンを活用することで子どもの興味・関心を引き出し、子どもの主体的な活動を促すことが期待できるのではないかと考えます。教室をスヌーズレン・ルームの環境

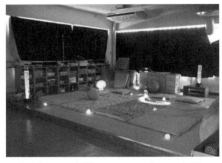

写真5　本校のスヌーズレン全景

に設える（**写真5**）ことで子どもたちの興味・関心を引き出し、自らの自発的な活動を引き出すことが期待できると思います。

光・音・香り・温度・触覚・振動など五感に刺激を与えることで、障害の重い子どもたちがいろいろな感覚を受容していきます。その過程の中で、興味・関心の拡大や能動的な運動・動作、人との関わり・コミュニケーション力の向上など様々な学びが生まれることに期待しています。

7　今後の課題

① 　リラクゼーションを目的とすることがまだまだ多いのが現状です。スヌーズレンの理念をふまえて、スヌーズレンに取り組む目的や意義を教職員間で共通理解していくことが必要です。

② 　生徒の実態に応じてどのように取り組むのか教育課程での位置づけや、感覚機能の把握や実践後の評価については、引き続き検討していく必要があります。

③ 　生徒との関わり方において「待つ姿勢」「共感しあう言葉がけ」「即時評価する」ことなど、生徒の自発的な動きを促すための教師の働き方を検討していく必要があります。

④ 　誰もがスヌーズレンを実践できるよう機材を整え、使用マニュアルを整備しておく必要があります。

訪問教育における光あそびの学習

　スヌーズレンで用いられるようなLEDのイルミネーションの小型のものを小さなバッグに入れて、訪問教育で「光あそび」の学習に活用しています。

　生活時間の大半を仰向けの姿勢で過ごす児童生徒が多いなかで、「見ることと楽しいことが一緒にあること」に対する期待感は高く、光を見つけ、見つめて追うという様子が明確になってきた児童もおり、見ることがうまくなっていくことを目指しています。

　光あそびの学習に取り組むようになったきっかけは、東京都立村山養護学校（当時）小学部低学年グループにおいて1997年から3年間にわたって行われた「見ることの支援に関する研修」でした。肢体不自由特別支援学校には、見ることに関して盲学校の子どもたちと同じニーズを持っている子どもたちが少なくないということを知ったばかりでなく、弱視疑似体験実習や見ることの評価に関する研修、事例研究、授業研究等を通して、子どもたちの見え方を知る方法や、見えにくさを軽減する方法、見る力を育てる方法があることを知るようになりました。

　授業研究の中で、見ることと楽しいことが一緒にある状況をオペレッタのように構成した授業を通して、ある児童の見ることが1年の間に上手になっていく様子を知ったのが光あそびの学習を始める大きな動機になっています。

　2000年に異動先で高等部担当になり、すぐに先の学習の真似をして授業を組み立ててみることにしました。しかし、当時は適当な教材が手に入らなかったために、懐中電灯1本と色セロハン、カセットテープを使って「見ることと楽しいことが一緒にある」状況を念頭に置いた光あそびの学習を始めることになりました。見ることの困難さに直面している児童生徒が少なくないことを知ったので、とにかく学習を始めることを優先しました。しかし、このような簡易な教材を使った状況の中でも、生徒が一生懸命に見る様子、見て楽しいという様子を観察することができました。

　クリスマスのイルミネーションの流行とともに、まだ電球ではあったが視野の広い範囲に提示できるイルミネーションやOHP等も活用して「見ることと楽しいことが一緒にある」工夫の幅が広がってきました。Aさんは目前に提示されるものには視線を向けず、太陽が反射する窓等を見つけて見つめる生徒でした。このようなAさんの様子から、Aさんの見ることを支えるためには、コントラストを上げた状態で十分に背景処理することが必要であると考え、光あ

そびの学習が有効であると考えました。Ａさんは当初から光あそびの学習が始まると、提示されるいろいろな光（動き方、範囲、方向等を音楽に合わせて変えるとともに、うちわであおぐ風や香りなどの多感覚を用いることができるように工夫）をとても嬉しそうに見ていましたが、6か月後には、目前の教員の顔を見つめるようになってきました。目の使い方が上手になってきたのだと考えました。

　その後、LEDを使ったイルミネーションが登場し低価格化したことによって利用しやすくなり、「見ることと楽しいことが一緒にある」工夫の幅が広がってきました。

　次に異動した学校では小学部担当になり、音楽の授業の中で光あそびの学習を始めました。

　Ｂさんは就学前には盲学校の幼稚部に通っていた児童で、見ることの困難さに直面していることは容易に想像できました。登校時から車椅子のテーブルに伏せていることが多く、顔を上げて見て確かめることがなかなか見られませんでした。しかし、光あそびの学習を始めると、光の提示の直前にうちわの風に運ばれてくるオレンジのアロマオイルの香りに気付いて頭を上げるようになり、徐々に光にも注意を向けるようになってきました。そして6か月後にはしっかりと頭を上げて見るようになり、それは光あそびの学習以外にも広がってきました。

　慶應義塾大学の中野泰志先生の3年間にわたる支援が終わることを受けて、2000年に東京都肢体不自由教育研究会の一分科会として「視機能支援部会」を立ち上げました。中野先生に教えていただいた情報を広く共有するとともに、継続的に児童生徒の見ることについて研修する場が必要だと考えたからです。

　見ることの困難さを軽減する方法について、中野先生から教えていただいたことをまとめて視機能支援部会の基礎研修の中で共有しています。

　十分に見えることが明らかにされていない限り、見えにくさがある可能性を考え、見えにくさを軽減できる環境の工夫が必要。

　「見えない」とされていても、見える可能性があることを前提に見えにくさを軽減できる環境の工夫が必要。

　見えにくさを軽減するためには、以下のような環境の工夫が必要。

　1　光源の位置に配慮すること（光源を背にしてものを提示すると、色味が失われて見えにくくなる可能性がある）。

2　見せるものと背景とのコントラストを工夫すること。背景を整理すること。

3　まぶしさに対する配慮が必要。

4　視野の障害に対する配慮が必要。

　また、国立特別支援教育総合研究所の課題別研究報告書Ｂ－227「重複障害児のアセスメント研究－自立活動の環境の把握とコミュニケーションに焦点をあてて－」（2008）の中で次のような「中枢性視覚障害の特徴」が指摘されています。

1　完全に視覚がないことは稀であること。

2　羞明（まぶしさ）がある場合が少なくないこと。

3　色知覚が比較的よいこと。

4　動くものへの反応が比較的よいこと。

5　周辺視野の反応が比較的よいこと。

6　クラウディング現象があること（多くの視覚的情報を同時に処理しにくいこと）。

7　パターン抽出が困難なこと。

8　空間認知が困難なこと

9　視覚的な反応に時間がかかること。

10　視覚的疲労が大きいこと。

　このように、「見ることと楽しいことが一緒にある」ことを多感覚に働きかける工夫とともにスヌーズレン教材を活用することによって、児童生徒の目の使い方が上手になることには大きな可能性を感じています。特に、生活や学習上の経験が少ない訪問教育の児童生徒の見ることの可能性を引き出すことにも大きな可能性を感じています。

（奥山　敬・鈴木　卓・逹　直美）

5

医療的ケア児におけるハンドメイド
スヌーズレン　～環境活用の有効性～

和歌山県立和歌山さくら支援学校

1　目的

　知的障害と肢体不自由のある喀痰吸引を必要とする医療的ケア対象児に、ハンドメイド（手作りの）スヌーズレン環境を活用し、特別支援学校における自立活動の時間（個別指導）にスヌーズレンの授業実践に取り組みました。対象児と授業者とスヌーズレン環境を中心に、対象児の主体性の変容や対象児と授業者とのやりとりの変容及び児童の生理的指標等の変容から、スヌーズレン環境活用の有効性について検討することを目的としました。

2　方法

(1)　対象児・授業者・授業・指導期間

　対象児（以下、「児童」）は特別支援学校に通う 7 歳の男児であり、体幹機能障害があります。普段、三角マット上に仰臥位や側臥位で過ごすことが多いです。特に姿勢変換時や体力が低下すると、唾液をうまく飲み込むことが苦手で、むせて咳き込むことがあります。その際に、看護師が常駐し、医療的ケアとして児童の口腔内の喀痰吸引の実施にあたっています。周囲の身近な人の会話の方に顔を傾けて、じっと耳を澄ませて聴いたりする様子が観察されます。遠城寺式・乳幼児分析的発達検査では、移動運動 1 か月、手の運動 3 か月、基本的習慣 2 か月、対人関係 5 か月、発語 5 か月、言語理解 6 か月でした（20XY年 3 月実施）。授業者は筆者であり、評価者は、担任の女性教員です。20XY年 5 月下旬～ 6 月上旬までの間、自立活動の時間の指導（9 ：50～10：30）において授業が計 6 回実施されました。児童の右斜め前方からのビデオカメラの動画及び女性教員の授業評価により、資料が収集されました。倫理上の配慮として本研究の実施にあたり、その主旨や方法について児童の保護者によく説明を行い、保護者の同意書による承諾並びに本書籍への掲載の承諾を得ました。

⑵　スヌーズレン環境と使用した教材・教具等

　本研究において使用したスヌーズレン環境は、国立特別支援教育総合研究所のスヌーズレン・ルーム（縦6.84m×横5.75m）[1]と比較すると、かなり小さな空間です。事前に、SP感覚プロファイル（短縮版）質問票[2]により、児童の感覚面の実態把握を実施しました。その結果、五感の中でも視覚的因子が比較的強い傾向が示唆されました。そこで、児童の日常の様子及び感覚面の実態に鑑み、周囲の環境に集中できるように、教室の奥のスペースにハンドメイドスヌーズレン環境（縦2.3m×横2.5m）を設置しました（**図1**）。

　空間を黒の模造紙が貼られた「しきり板（縦1.8m×横0.95m）」や「白カーテン」で囲い、床は低反発の「セラピーマット」を4枚敷きました。視覚刺激として、児童が注目できるように、しきり板を下方から「ブラックライト」で照らしました。また、児童の前方には「シフォン布」「タブレット（ピアノの鍵盤ソフト）」「灯篭（光）」（**図2**）を設置しました。灯篭は、約1分間に1回転の速度とし、ビッグスイッチを1度押すことにより、灯篭の光がつくようにしました。暗幕の隅には、音楽CD（アニメのオルゴール曲）とアロマディフューザー（スイートオレンジの香り）をそれぞれ設置しました。音楽CDは耳を澄ますと、かすかに聞こえる音量にし、アロマディフューザーはほのかに匂いを感じる程度にしました。

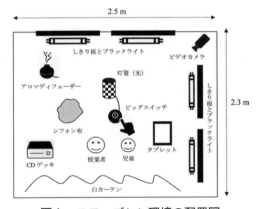

図1　スヌーズレン環境の配置図

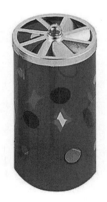

図2　灯篭（光）

⑶　指導目標と留意点

　授業では、①心身をリラックスさせ、情緒を安定させること、②視線や表情、手脚の動き等により活動を選択すること、③やりとりを向上することの3点を目標としました。指導の留意点として授業者が活動を決定するのではなく、児童の視線の動きや口の開き具合、手脚の動き、表情、呼吸など主体的な応答に

よる意思決定を待って、活動を行うように心掛けました。授業者が左側方から児童の頸と背中を補助して座位姿勢で抱きかかえて援助しました。児童の側には授業者の他に看護師ともう一人の教員が常駐しました。児童の口腔内に唾液が貯蔵したり、むせが生じた際には、もう一人の教員がすぐにカーテンを開けて明るさを確保し、看護師が喀痰吸引を実施しました。

(4)　分析の視点

①　授業者及び評価者、看護師の話し合いの内容を基に、児童の視線、表情、発声、手脚の動き（筋緊張具合の指標として）、活動への主体性等を評価規準として変容の節目を導き、児童の成果や授業者の課題等を分析しました。

②　児童の生理的指標として、授業開始前と終了前に児童の右手人差し指をパルスオキシメーターで計測し、心拍数の値、喀痰吸引の実施回数の結果を分析しました。なお、授業の開始前と終了前の心拍数（bpm：beat per minutes）の平均値の有意差を t 検定により算出（検定ソフトとしてIBM SPSS Statistics（Ver.26）を使用）しました。

③　上記の①、②の分析結果を総合的に踏まえ、スヌーズレン環境活用の有効性について分析を深めました。

3　結果と考察

(1)　児童の主体性の変容の視点から

授業 1 〜 3 の開始には、児童の両手脚の筋緊張が強くなり、両手脚がつっぱることがよく観察されました。その際に、授業者が児童の手脚にボディタッチをして筋緊張が和らいでも、再び強い筋緊張が生じることが多かったです。また、児童は周りの様子をゆっくりと見渡したり、しきり板や天井に映し出された灯篭の光を見たりすると、目や口を大きく開ける様子が観察されました。授業 2 〜 3 の中盤には、心身をリラックスさせて、しきり板に映し出された灯籠の光を追視したり、タブレットのピアノの鍵盤ソフトの上で手のひらをゆっくりと動かして音を鳴らしたりできるようになってきました。授業 4 では、薄暗いスヌーズレン環境にも徐々に慣れ、両手脚に過度な筋緊張が入ることが少なくなりました。授業 5 〜 6 には、薄暗い多重感覚環境にも随分と慣れ、両手脚に強い筋緊張が生じることはほとんどなくなりました。授業中に筋緊張が生じても、授業者が「○○くん、大丈夫だよ」と声かけをしながら手脚にゆっくりとボディタッチすると、児童が授業者と視線を合わせ、口元がゆるみ、筋緊張

を和らげ、情緒の安定をはかることができました。授業5の終盤には、柔らかくて肌触りの良いシフォン布が児童の頬に触れると、気持ちよくウトウトと眠る様子が観察されました。

⑵　児童の生理的指標の変容の視点から

　図3に、各授業の開始前と終了前における心拍数の変容と喀痰吸引の回数を示しました。これによると、喀痰吸引の合計回数については、授業1〜3では3〜5回と多かったのですが、授業4以降では、0〜1回と減少しました。また、授業の開始前と終了前の心拍数の平均値の有意差をt検定により算出しました。その結果、 t(5)=3.95，p<0.05となり、授業の終了前よりも開始前の方が有意に高い結果が得られました。つまり、今回の実践が、児童の拍動機能に影響を与え、特に児童の心拍数を安定させるのに有効な取組であり、授業の開始前よりも終了前の方が、児童の健康状態が良いことが示唆されたと考えられます。

⑶　授業全体を通して

　全授業を振り返ると、授業4を節目に児童の主体的な様子（授業者の声かけに、口を開いて声を出して応えたり、タブレットのピアノの鍵盤ソフトの上で手のひらを動かして、音を鳴らしたりする動作）が顕著に現れ、授業者とのやりとりも継続するようになりました。授業者が児童の応答を待ち、児童の活動のペースに合わせたわかりやすい声かけ等を心掛けることにより、児童の不安さが徐々に解消され、同時に活動の開始と終了の結び目がわかるとともに自分の気持ちを表現し、やりとりがより向上していったのではないかと思われます。また、これらのことがきっかけとなり、児童の心理面や生理的指標にも良い効

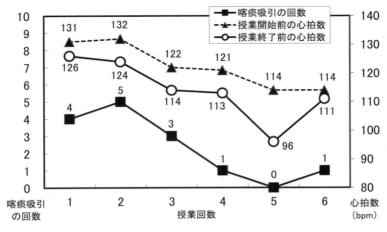

図3　授業開始前と終了前の心拍数の変容と喀痰吸引の回数の変容

果をもたらしたのではないかと考えられます。さらに、最初にスヌーズレン環境では多くの刺激が統制され、設置された魅力的な教材・教具や空間の雰囲気などが児童の心理面や感覚面を少なからず活性化させる効果があったと省察されます。

　以上のことから、ハンドメイドスヌーズレン環境であっても、授業者が、授業内容や授業環境等を工夫し、児童の応答を待つ姿勢を心掛け、児童とのやりとりを深めることができると、児童の心拍数や喀痰吸引回数などに良い効果をもたらし、児童の情緒の安定や主体的な活動の選択につながることが示唆されました。また、児童が安心できる他者や安心できる場所を意識し、活動の楽しさが倍増され、次の活動へ向かうきっかけづくりになっていたのではないかと思われます。つまり、スヌーズレン環境のみが直接的に児童の心理面や生理的指標に影響を及ぼしたのではなく、児童が授業者とのやりとりを基盤にスヌーズレン環境に慣れ、安心感が得られることにより、心身ともにリラックスし、主体的な要求の表出へとつながっていったと考えられます。

⑷　スヌーズレン環境活用の有効性と今後の課題

　教員側の気づきとして、感覚が統制されたスヌーズレン環境での学習を通して、普段の児童を取り巻く周りの情報がとても多いため、かえって教員自身が児童の応答を見落としがちであった点があげられます。児童の実態に合わせてスヌーズレン環境を工夫していくことにより、今まで以上に児童の感覚面を含めた実態がつかめ、応答を見落とさずに受け止めようとする指導につながりました。

　さらに、図1で示した教材・教具の多くは、持ち運びや準備・片付けが比較的容易です。例えば、校内の取組に留まらず、教員が訪問学級在籍の児童生徒の自宅へ訪問して活用することは教育上有用ではないかと思われます。

　今後の課題として、より確かなエビデンスに基づいた児童生徒の感覚面の実態把握の充実や、他の実践者が追試・再現可能なスヌーズレン環境の設定理由や詳細な概要説明等が必要であると考えられます。

＜文献＞
１）大崎博史（2013）国立特別支援教育総合研究所におけるスヌーズレン・ルームの紹介．スヌーズレン研究, 1 ,22-25.
２）日本文化科学社（2015）SP感覚プロファイル短縮版（SSP）質問票．
３）藤澤憲（2020）ハンドメイドのスヌーズレン環境における三項関係が医療的ケア対象児童の生理的指標に及ぼす影響．学校カウンセリング研究,20,15-21.

　本稿は、藤澤憲（2020）の実践を再構成したものです。

（藤澤　憲）

⑥ 「動」と「静」の スヌーズレン・ルームの活用

広島市立広島特別支援学校

1 スヌーズレン・ルームの設置について

本校は、広島市の南に位置し、2021年5月現在、在籍する児童生徒数は、小学部173人、中学部120人、高等部260人、合計553人、114学級の大規模な知的障害の特別支援学校です。2012年9月に移転・開校しました。年々人数は増加の傾向があり、知的障害だけでなく肢体不自由を併せ有する児童生徒も多く在籍し、障害の重度・重複化や多様化が顕著で、個に応じた対応が重要となっています。そのため、教育環境の整備・充実を目指して、スヌーズレン・ルームを「動」と「静」の2部屋設置することにしました（**写真1・2・3**）。

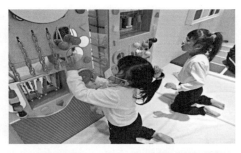
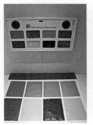
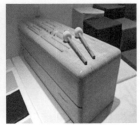

写真1・2・3　スヌーズレン・ルーム

スヌーズレン・ルームは、心地よい感覚刺激を提供し、それらを楽しみながらリラックスできる空間で、障害のある児童生徒ができるだけ感じ取りやすく、楽しみやすく、リラックスしやすいように、目的に応じて、室内の環境を整備しました。

多動傾向のある児童生徒の情緒が、安定、回復するとともに、過敏性や特定のものへのこだわりを和らげ、いろいろなものへ興味・関心を広げたり、複数人数が同時に行うことで、コミュニケーション能力の向上を図ったりすることを目的として、1階に「動」的な機能のスヌーズレン1を設置しています。

また、自閉的傾向のある児童生徒の多動傾向を低減させ、心身共にリラックスしたり、重度・重複障害のある児童生徒がリラックスして視覚、聴覚、触覚、嗅

覚などに刺激を受けることで、自発的な活動や自身の主体性を向上させたりすることを目的として、2階に「静」的な機能のスヌーズレン2を設置しています。

2　スヌーズレン・ルームの使用について

　スヌーズレン・ルームの使用計画は、教務部が立てています。年度当初、各学部ごとに使用割当を定め、使用時間帯を学年ごとに振り分けた後、使用計画が出来上がります。使用を希望する学部、学年が、計画的に使用できるようにしています。

　小学部低学年の使用頻度は、学年、学級によって多少異なりますが、各学級平均で2週間に1回程度です。高学年では、重複障害学級を中心に、使用していない時間帯を有効に活用し、1週間に1回程度の割合で使用しています。中学部では、単一障害学級の特定の生徒、高等部では、重複障害学級の特定の生徒が計画的に使用しています。スヌーズレン・ルームの使用を希望する学部、学年が多く、調整に困難を要しています。

　スヌーズレン・ルームは、小学部「遊びの指導」での使用が最も多くなっています。中・高等部では、「自立活動」に位置付けられています。スヌーズレン・ルームにおける活動をどのように教育課程に位置付け、指導目標、指導内容を設定し、評価していくのかを、もっと検討していく必要があると考えています。

3　「動」的な機能のスヌーズレン1の活用について

(1)　ボールプール

　部屋の形態が楕円形のため、四角のプールを三角に形状を変えて（特注）設置しています（**写真4**）。児童生徒は、色とりどりの小さなプラスチックボールの中に入り、もぐったり、浮いたり、ボールを投げ合ったりして、遊んでいます（**写真5**）。ボールの冷たい感触を味わったり、圧刺激や皮膚刺激を受けたりすることで、気分転換や情緒の安定につながり、イライラしていた児童生

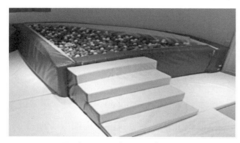

写真4　ボールプール

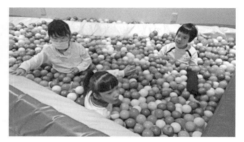

写真5　子どもたちの様子

徒が、その後の授業に、落ち着いて参加することができるようになったなど、指導の成果が数多く見られています。また、ボールプール内での友達同士のやりとりを通して、コミュニケーション能力の向上につながったという成果もありました。さらに、興味・関心を高めやすく、主体的な行動を引き出しやすいことから、遊びのルールやマナーの学習にも効果的で、順番を待ったり、後片付けを進んで行ったりすることができるようになったなど、児童生徒の変容が見られました。

(2)　凸球面ミラー

ボールプールの真上に設置されている凸球面ミラーに向けてボールを投げると、ミラーに映し出された小さなボールが次第に大きくなり、変化しながら落ちてくるといった不思議な光景を目にします。もっと見てみたいという気持ちから、両手で何回もたくさんのボールを投げたり、夢中になって投げ続けたりするなど、とことんボールを扱う経験ができています。

(3)　聴覚・触覚ウォールパネル

金属や木材等、様々な素材の道具や楽器が、色彩豊かに取り付けられていて、探索行動を促すことができます。目で見て好きなものを触ったり、叩いたり、回したりして音を立てたりすることで、視覚、聴覚と触覚とを同時に結び付ける経験を積み重ねていっています。

(4)　ボックス・ドラム

直方体の形をした木製の椅子に座った状態から、ばちで椅子を叩いて、音の反響や、振動が身体に伝わってくることを、児童生徒は楽しんでいます。楽器の音色も楽しみながら、音の速さや大きさを、全身で感じながら、ばちで叩く力加減を調整していく力を身に付けていっています。

(5)　ミュージカル・スクエア

レッド、ブルー、イエロー、グリーン等、8色の色の中から、アナウンスを聴き取り、同じ色のマットを踏むと、正解のファンファーレが鳴り、間違えるとブザーが鳴る仕組みになっています。色と言葉のマッチングを、身体を使って楽しみながら、聴き取る力を身に付けています。

4　「静」的な機能のスヌーズレン2の活用について

(1)　ウォーターベッド（写真6）

腕または足の微妙な動きや頭のわずかな回転で波を起こすことができるので、肢体不自由のある児童生徒は、自らの働きかけで揺れや沈みなどの変化を実感

することができ、心地よさとともに自発的な動きを引き出すことができています。

(2)　サイドグロウ（写真 7）

　児童生徒は、光ファイバーの束を身体に巻き付けたり、先端を肌に押し当てたりして、感覚的な遊びを楽しんでいます。

(3)　インターアクティブ・バブル・ユニット（写真 8・9）

　塩化ビニール製のチューブの中には水がいっぱい入っていて、下から気泡が発生する仕組みになっています。カラーホイール付きの電球が、チューブの下に置かれていて、スイッチにより、赤、青、緑、黄色の色を発光させることができます。絶え間なく上り続ける気泡を、間近で見つめる児童やスイッチを押して色の変化を楽しもうと 1 m 先のスイッチまで、懸命にずりばいして進もうとする児童生徒の主体的な動きが引き出されました。

(4)　プロジェクター（ソーラー250）（写真10）

　円盤状のスライドが自動回転し、壁に宇宙や海の生物、都会の風景など、6 種類の映像を集中して見て楽しむ様子が見られます。

(5)　ミラーボール

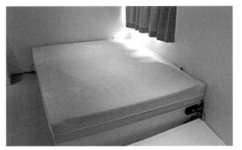

写真 6　ウォーターベッド

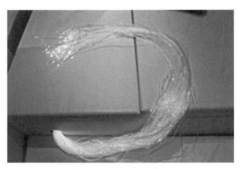

写真 7　サイドグロウ

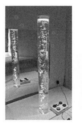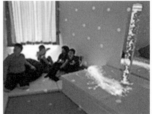

写真 8・9　インター・アクティブ・バブル・ユニット

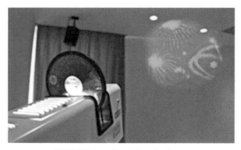

写真10　プロジェクター

　たくさんの光のつぶが、絶えず同一方向に回転しながら、天井や壁、床の上などをゆっくりと移動する幻想的な光を、児童生徒はずっと目で追っています。

(6)　クッション

　押すと振動するクッションや球状のクッション、細長いクッション等、様々

な形状のクッションがあり、一番身体にフィットするクッションを自ら選択し、思い思いの格好でくつろいでいる様子が見られます。自己決定の場面を設定することで、自発的な行動が増えてきました。

(7) アロマ発生装置

嗅覚等の感覚刺激を受けながら、より深いリラクゼーションができるように、ラベンダーやペパーミント等の心地よい香りを発生させることで、焦りや不安が取り除かれ、情緒の安定が図られていく児童生徒の様子を見ることができました。

(8) 音響装置

CDデッキを備え、「身体にいい音」「癒やしのひととき」などの曲をBGMとして流し、リラクゼーションを促す取組を行っています。森の音や鳥のさえずりなど、自然のもたらす音も情緒の安定に効果がありました。

(9) 照明装置

照明の照度を、一括してつまみで調整することができるので、児童生徒の実態や要望に合わせて、明るすぎず、暗すぎない空間が設定できるようにしています。

（柿木 昭一郎）

7 一人一人の個別の指導計画に位置づけたスヌーズレンの活用

香川県立高松養護学校

1 学校の概要

　筆者の前任校である香川県立高松養護学校は、香川県内で唯一の肢体不自由特別支援学校です。校内における小学部・中学部・高等部の児童生徒への教育の他、隣接する「かがわ総合リハビリテーションセンター子ども支援施設」に施設内学級・ベッド学級を設けるとともに、障害や病状が重く、通学困難な児童生徒には、家庭や病院で訪問教育も行っています。在籍する児童生徒全体の約9割が複数の障害を有しています。

2 本校でのスヌーズレンの活用の現状

　本実践当時（平成24（2012）年）、小学部・中学部・高等部を通して、約10数学級がスヌーズレンを取り入れた授業に取り組み、基本的に、週に1時間、暗幕常設の教室で実施していました。教室は他の授業と併用しており、専門機器はサイドグロウのみで、他は市販品を代用していました（現在は、校舎改築により、教室及び機器類の環境は大幅に改善されています）。各学級により授業内容は様々ですが、暗室の中で音楽を聞いたりアロマをたいたりしてゆったりと過ごすというものが最も多く見られます。さらに、刺激が整えられた環境で、タブレット型情報端末を操作したり、光る機器をスイッチでつないで操作したり、したいことを選んで指導者に伝えたりするといった主体的行動を引き出す学習に取り組む学級もありました。

3 個別の指導計画に位置づけた授業実践例

　視覚、聴覚、触覚などの各種刺激を整えることで、重度・重複障害児にとって、落ち着いて学び、自ら見たり触ったりコミュニケーションしたりする主体的な学習ができると考えて、以下のような授業実践に取り組みました。

(1)　事例１≪筋緊張が強い児童≫

① 　対象児童

・小学部４年

・全身の筋緊張が強く、泣いて不快感を示すことが多い。

・見る活動が苦手だが、明るい方向を見ようとすることが多い。

② 　個別の指導計画における目標の設定と手立て

目　標	手立て
◎スヌーズレンでは、リラックスして光を楽しんだり、光の変化に気付いたりすることができる。 【身体の動き-１】 【環境の把握-１】 【心理的な安定-１】	・弱い光で暗室全体を照らして、穏やかに光を楽しむことができるようにする。 ・本児を包み込む大きさのウォーターベッドに仰向けに寝ることで、リラックスすることができるようにする。 ・弱い光に慣れてきたら、光るおもちゃを目の前に提示することで、光の変化に気付くことができるようにする。

③ 　実践授業〜リラックスして光を見よう〜

〈教材教具及び環境設定〉

　　床面：下に電飾を敷いた手作りのウォーターベッドを置いている。

（写真１）

　　天井：電飾の上からオーガンジーの布を吊るし、光を拡散させている。

（写真２）

　　音楽：市販のヒーリング曲

　　その他：直径８㎝程の柔らかく光るボール

　　※床面、天井等の光の組み合わせは、児童の様子によって調整する。

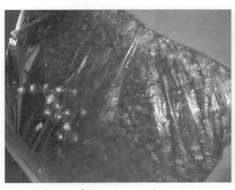 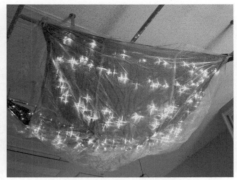

写真１　床面のウォーターベッド　　　　　写真２　天井の光

　　※写真１は、市販の布団圧縮袋を二重にして製作した。袋の中には、ジェル状の粒を入れて、視覚や触覚に変化をもたせた。
　　※写真１及び２は、自作教材であるため、水漏れや接触等の機器類の安全確認は、常に十分に行っている。

〈授業形態〉

- 週に 1 回、児童 3 人、指導者 1 人で行う。

〈児童の様子〉

- 普段、睡眠時が最もリラックスできるが、スヌーズレンでは、筋緊張による不快感をほとんど示さず、寝ることも少なく、程よい覚醒状態を保つことができた。
- 開始後 5 分ほど経過し環境に慣れてリラックスする様子が見られた後、柔らかく光るボールを見る活動を行った。最初は、目の前で提示されたボールを見る活動を行う。その後、ゆっくりと目の前で動かすと、それを追視する動きが見られた。

④　個別の指導計画における評価

評　価
・仰向けでウォーターベッドに寝ると、リラックスして目を大きく見開いて光を見ることができた。 ・5 分ほど経って全体の光に慣れたら、光るボールを目の前で動かして見る活動を行った。目の前でゆっくりと左から右へ動かすと、ボールを追視しようとする様子が何回か見られた。

(2)　事例 2 ≪自己刺激で過ごすことが多い児童≫

①　対象児童

- 小学部 3 年
- 口を触ったり体を大きく揺すったりして、自己刺激で遊ぶことが多い。興奮して大きい声を出すこともある。
- 集中して見るという活動は苦手である。
- 寝返り等の姿勢変換ができる。

②　個別の指導計画における目標の設定と手立て

目　標	手立て
◎スヌーズレンでは、光の存在に気付き、リラックスすることができる。 【環境の把握-1】 【心理的な安定-1】	・静かな曲をかけて、リラックスできる環境をつくる。 ・光るおもちゃを本児の目の前で動かしながら見せることで、光に注目しやすくする。 ・自己刺激の回数や体の力の抜き方等を確認する。

③　実践授業〜光に気付こう　光を見よう〜

〈教材教具及び環境設定〉

床面：下に電飾を敷いた手作りのウォーターベッドを置いている。

（**写真 1** 参照）

天井：電飾の上からオーガンジーの布を吊るし、光を拡散させている。

（写真2参照）

音楽：市販のヒーリング曲

その他：直径8cmほどの柔らかく光るボール

※床面、天井等の光の組み合わせは、児童の様子によって調整する。

〈授業形態〉

・週に1時間、児童3人、指導者1人で行う。

〈児童の様子〉

・普段よりも体を大きく揺する等の自己刺激が減り、じっと落ち着いて学習する時間が延びた。寝てしまうこともなく、程よい覚醒状態で取り組むことができた。

・仰向けで活動を開始したが、自分から横向きになった。そして、床面のウォーターベッドの光に気付いて、目を大きく見開いて、ウォーターベッドを触りながら集中して見るということに長い時間取り組むことができた。

④　個別の指導計画における評価

評　価
・ウォーターベッドの上で仰向けになると、光を見つめながら全身の力を抜くことができるようになった。リラックスすると、息を止めたり口元を触ったりすることが減ってきている。

(3)　事例3≪他者と落ち着いて関係を築くことが苦手な児童≫

①　対象児童

・小学部4年

・大きな音や突然触れられるなどの刺激が苦手で、そのために泣いたり自分の耳をたたいたりすることがあり、人と落ち着いて関係を築くことが苦手である。

・ビー玉ぐらいの小さなものを見ることはできるが、視野は狭い。

・身近で興味のある物に手を伸ばすといった上肢の動きがある。

・寝返りをしたり、自分で座位をとったりすることが可能である。四つ這い等の移動もできるが、自分から移動することはほとんどない。

②　個別の指導計画における目標設定および手立て

目　標	手立て
◎スヌーズレンでは、リラックスして光の点滅に注目し、光っている所に手を伸ばしたり、近くにいる指導者とのゆったりとした触れ合いを味わったりすることができる。【人間関係の形成-1】【心理的な安定-1】	・静かな曲を流したり、穏やかな光の電飾を用いたりすることで、落ち着いた空間をつくる。 ・急に体に触れることは避け、常にゆっくりとした落ち着いた動きで応じるようにする。

③　実践授業〜先生と一緒に光を楽しもう〜

〈教材教具及び環境設定〉

　床面：市販の座布団

　天井：電飾の上からオーガンジーの布を吊るし、光を拡散させている

（写真2参照）

　音楽：市販のヒーリング曲や水が流れる音

　その他：直径8㎝ほどの柔らかく光るボール

　　　　　　光るビーチボール

　※ボールや天井の光の組み合わせは、児童の様子によって調整する。

〈授業形態〉

　・週に1時間、児童1人、指導者1人で行う。

〈児童の様子〉

　・活動開始時に泣いていても、徐々に落ち着くことができた。落ち着くと、機嫌のよい声が出たり、表情がにこやかになったりする。

　・光るボールを転がしては拾うという遊びを自ら考えて、続けることができた。しかし、50㎝程度離れた場所に転がってしまったボールを自分から移動して取りに行くことはなかった。

④　個別の指導計画における評価

評　価
・不機嫌なときでも、光るおもちゃに自ら手を伸ばして触れて、おもちゃを両手で抱えながら光を見つめて落ち着くことができた。 ・水が流れる音やゆったりとした音楽を聞きながら、指導者に抱かれてゆっくりと揺すられると、自ら指導者の手を握ったり、指導者にもたれて眠ったりするなど、リラックスできていた。

4　実践の成果

> ・適度に暗くする。
> ・外部からの音を聞こえにくくする。
> ・クッション等を活用し、子どもに応じた心地よい姿勢をとる。
> ・光や音楽は、子どもの状態に応じて精選して取り入れる。

　上記の点を配慮した環境設定を行い、以下のような成果が見られました。

◆身体全体を包み込むウォーターベッドや、暗い部屋などの環境の中で、リラックスすることができ、程よい覚醒状態を保ったり、自己刺激が減って落ち着いたりすることができた。　　　　　　　【身体の動き-1】【心理的な安定-1】

◆暗い中で光るものを見るということで、対象物がはっきりとして、見たり手に取ったりする活動に集中しやすくなった。

【環境の把握-1】【身体の動き-1】

◆周囲からの刺激が限られると、思いがけない物音や人の動きなどが軽減されて落ち着きやすい環境になり、指導者とも落ち着いた関係を築きやすかった。

【心理的な安定-1】【人間関係の形成-1】

　以上のように、子どもにとってリラックスできる環境が整えば、主体的に学習する様子が多く見られました。しかし、環境が設定された教室の確保や、指導者の配置等、実践における課題が挙げられます。本実践では、大型の段ボールを組み合わせて光や音を遮りやすい空間を設けたり、安全面に十分配慮した教材教具を用いたりして工夫することで、継続して実践できました。工夫により実践面の課題を改善し、重度・重複障害児にとって大変有意義な活動であるという認識のもと、是非、十分な学習の機会を設けてほしいと考えています。

<参考文献>
姉崎弘（2012）重度・重複障害児の自立活動における「スヌーズレン教育」の意義について．三重大学教育学部研究紀要，第63巻．
姉崎弘（2013）わが国におけるスヌーズレン教育の導入の意義と展開．特殊教育学研究，第51巻第4号．

（橘　紀子）

光り輝く豊かな生活を目指して！「光音香の学習」

宮崎県立清武せいりゅう支援学校

1　「光音香の学習」の経緯

　本校の児童生徒の主たる障害は肢体不自由です。また、肢体不自由に加えて、見えづらさや聞こえづらさなど保有する感覚器官にも困難さがある児童生徒が多い実態があります。自立活動において、その目標である「主たる障害である肢体の不自由による学習上又は生活上の困難を改善・克服する」という視点の学習も大切ですが、私たちは児童生徒の長所または得意な機能を活かした「心身の調和的発達の基盤を培う」学習が重要であると考えています。

　そこで、心理的に安定した環境の中で、保有する感覚を活用し、楽しむことができる学習が必要であると考えました。その結果、光・音・香りの3つの刺激を題材にして、視覚・聴覚・嗅覚及びその他保有する感覚を総合的に活用することをねらいとした「光音香の学習」ができました。自立活動の内容については、6区分のうち、主に環境の把握、心理的な安定、人間関係の形成、コミュニケーションなどの内容を取り扱っています。

2　学習のねらい

　光、音、香りのテーマや題材は、学校の周囲をはじめ、身近な場所でも見られるようなものを取り上げています。また、逆に、普段目にすることのない珍しいものを取り入れることもあります。身近なものに意識を向けること、気付けることは、興味・関心の幅を広げることになり、次第に生活の幅を広げ、豊かな成長につながるのではないかと考えています。また、日々の生活は、季節や年月による変化があり、繰り返しまたやってきます。私たちの生きる日本は、四季折々の豊かな情景のある国であり、私たちの暮らす宮崎もまた自然の豊かな場所です。そのような自然の営みに気付くことができ、周りの人と共感し、楽しむことができる人間に育てたいと考えて、テーマや題材の選定を行っています。

　そのために、私たち教師も学校周囲の環境等に興味・関心をもち、常に児童生徒の興味・関心のアンテナとなれるようにしていきたいと考えています。また、この学習で感じたことや体験したことが、学校での学習にとどまらず、あらゆる場面につながることを目指しています。

３　スヌーズレンの視点

　本学習は、スヌーズレンを参考に活動を構成しています。スヌーズレンは、どんなに障害が重い人たちでも楽しめるように、光、音、香り、振動、温度、触覚の素材など、様々なものを組み合わせたトータルリラグゼーションです。本活動においても、ありのままの自分が受け止められ、活動を自分で選び、自分のペースで楽しむための時間であるというスヌーズレンの理念を念頭において構成しています。

　次に、よりよい効果を得るために、以下の３点に留意して活動を展開しています。

> **①人的環境の整備**
> 　障害のある方との活動で、その方自身の活動のペース、人や物への反応の仕方をありのままに受け入れ、障害のない方も共にその場を楽しむようにします。
> **②物理的環境の整備**
> 　障害のある方が感じ取りやすく、楽しみやすいように光、音や音楽、様々な素材の香り、動きの感覚などの刺激を揃えた環境をつくり、提供します。
> **③関係性の深まり**
> 　人と人とが出会い、互いの感じ方や喜びをより知っていこうとして関係を深めていくことができるようにします。実際には、感覚刺激の受け取りと処理の過程の知識があると行動を理解しやすくなります。

　これらのスヌーズレンの考え方に教育的な視点や配慮を加え、本学習である光音香の学習は構成されています。

４　健康面、安全面の視点

　本学習の対象となる児童生徒は、重度・重複障害であり、些細なことでも、体調を崩したり、怪我につながったりします。そこで、健康面や安全面を第一に考えて、事前にそれぞれの刺激に対する実態を十分に把握して共通理解を図って指導を行い、授業開始と終了時には必ず健康チェックを行っています。また、心身の緊張を和らげるためにも、マット上に降りてゆったりと活動できるように、個々に応じたポジショニングなどの工夫をしています。

5　キャリア教育の視点

　授業は、学校だけで終わるものではなく、日々の生活や将来につながるものであると考えています。また、授業で身に付けた力が、将来の生活につながるものでならなければならないと考えています。その点からも、キャリア教育の視点をもって、家庭や施設での普段の生活や余暇の時間が充実し、将来をよりよく生きることにつながる視点を大切にした授業の展開を考えています。

　重度・重複障害のある児童生徒の進路を考えたときに、現段階においては、生活介護施設を利用する進路を選択することが多いと考えられます。そこで、児童生徒の将来をイメージすると次のキーワードが出てきます。

　◎生活介護施設

- オープンスペースでの集団活動が多い。
- 多様な利用者がいる（障害、年齢、認知度または発達段階、性別他）。
- 対応する職員数が少ない。
- 活動に経費をかけることが難しい（一部施設を除いて）。

これらのキーワードから、将来のイメージに近い状況をつくり、その中でよりよく活動できるように、以下の工夫を行うようにしました。

- 幅広い人数に対応できるように配慮する。
- 障害の有無に関係なくどんな人が参加しても有意義な活動内容にする。
- 個々の実態に応じた活動内容にする。
- 簡単な準備で手軽に取り組むことのできる活動内容にする。
- 少ない人数で対応できる活動内容を考える。
- 低価格の教材を活用し、導入しやすいようにする。

6　学習の展開

　「光音香の学習」は、光・音・香りなど、様々な刺激を感じて楽しむという活動を薄暗い部屋でマットの上で横になって行います（**写真 1・2**）。

　まず、光を使った学習では、リラックスできる音楽を聴きながら、プロジェクターを使用して、スクリーンや天井に季節の星空や四季折々の写真を投影して楽しみます。遠くを見たり、一定の方向を見ることが難しい場合は、手元に白い板を準備して見やすい位置で映像を投影したり、タブレット端末に同じ映像を入れて見せるなどの工夫をしています。また、光あそびのできるタブレット端末のアプリや、スイッチを押して光るおもちゃなどを楽しむ時間もありま

す。次に、音を使った学習では、鳥の鳴き声や生活上よく耳にする音を聞きます。音の刺激に意識が向きやすいように、アイマスクを使うなどの工夫をすることもあります。また、職員も含めてクイズ形式にして、解答する賑やかな雰囲気を楽しむような工夫をすることもあります。続いて、香りの学習では、アロマを楽しむ活動に加えて、季節の草花や果物の香りや味を実際に体験します。香りを温めたり、香りを抽出したりしたものを準備して、感じ取りやすいように工夫しています。

　そして、この学習での学びや体験したことを学校の戸外を散策したときに、友だちや教師と一緒に楽しみながら、「この香りは、光音香の学習で体験した花だね、よい香りだね。」と学びを深めたり、家族や施設で出かけたときに、景色を目にしたり、においなどの感覚的な刺激を受けることで、学びを思い出して、体験を広げることを期待しています。

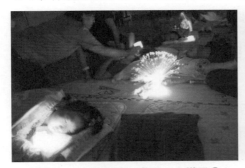 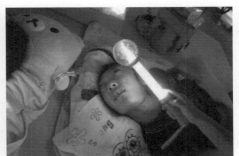

写真1　「光音香の学習」の様子①　　写真2　「光音香の学習」の様子②

7 評価

　重度・重複障害のある児童生徒は、自分で活動内容について振り返りを行い、自己評価を行うことは難しい実態があります。そこで、教師がタブレット端末で撮影した授業の様子の映像を教師と一緒に視聴しながら振り返りを行ったり、教師が児童生徒の感想や気持ちを代弁したりして自己評価を行っています。さらに、一人一人の自己評価を互いに発表し合うことで、集団全体で共有するとともに、互いに称賛し合うことで、成就感を味わい、自己肯定感を高められるようにしています。

（田平　博一）

9 「見たい・聞きたい・触りたい」 ～自発的に物や人に関わるために～

筑波大学附属久里浜特別支援学校

1 本校の概要

　本校は、知的障害を伴う自閉症の幼児児童が在籍する特別支援学校です。2021年現在、幼稚部には18人の幼児、小学部には34人の児童、合計52人の幼児児童が在籍しています。幼稚部と小学部は、共に年齢別の学級編制であり、各学級4～6人の幼児児童が在籍しています。

2 幼稚部「のびのびタイム（自立活動の指導）」「いちごグループ」の実践紹介

(1)　幼稚部「のびのびタイム（自立活動の指導）」の概要

　本校幼稚部の教育課程は、幼稚園教育要領で示されている健康・人間関係・環境・言葉・表現の5領域と、特別支援学校教育要領で示されている自立活動で編成されています。その中の一つに自立活動の指導「のびのびタイム」があり、幼児の実態に合わせて縦割の小グループを編成し、単元計画を立てて遊び活動を行っています。

　2021年度は、2～3学期に幼児の興味・関心と課題に応じた4つのグループを編成し、グループ名はくだものの名前である「いちご・バナナ・みかん・ぶどう」として、活動を行いました。本事例では、「いちごグループ」の指導について紹介します。

(2)　いちごグループの指導について

①　幼児の実態

　「いちごグループ」は、3歳児2人と4歳児1人の合計3人の幼児に対して、教師2人で指導を行いました。表1に、「いちごグループ」の幼児の実態を示しました。

表1 いちごグループの幼児の実態

幼児	コミュニケーション	感覚の使い方や行動の特徴
年少 A児	・言葉はまだ話さない。 ・一緒に遊ぶ教師と、同じ物を見て視線を合わせてほほ笑む。 ・自分の行きたい場所まで教師の手を引いて自分の思いや要求を伝える。	・教室にある椅子や床に座って遊んでいるときは、教師の指さしの先を目で追うことができる。 ・初めて行く場所や大勢の人がいる所、大きな音がしたときなどは、両手で自分の耳をふさいだり、教師と密接して歩いたりする。 ・室内の床、マットの上などの面を手でたたいて遊ぶ。 ・棚と棚の間やシーツの中、トンネルの遊具など、暗くて狭い空間に入ることが好き。
年少 B児	・1、2語程度の単語を組み合わせて話す。 ・B児が好きなノンタンや電車に関連した絵を描いたり、歌を歌ったりすると、視線を合わせてほほ笑んだり、「せーの！」と言ったりする。	・服がぬれたり、手が砂で汚れたりすると、すぐに拭きたがる。 ・ロール状になったマットの中に入ったり、棚の間に入ったりするなど、狭い空間が好き。 ・椅子を積み上げる、風船が膨らむなど、物の形が変化する様子に注目し、進んで触れて遊ぶ。 ・電車やミニカー、砂遊びでは集中して遊び続けるなど、一人で遊ぶことが多い。 ・電車やミニカーを並べて、下からのぞくように見て遊ぶ。
年中 C児	・言葉はまだ話さない。 ・おんぶや高い高いなどの、身体接触のある関わり遊びが好き。 ・教師の背中に回って服を引っ張ったり、おんぶをしてくれた教師を追いかけたりする。	・口の中に木製のパズルを入れてなめる。 ・机の角に腹部を押し付けたり、ズボンの中に手を入れたりする。 ・光るおもちゃや水の気泡などを見ることが好き。 ・ピアノの音が鳴ると近付き、鍵盤に指を乗せたり、リズムに合わせて体を少し揺らしたりする。 ・ランチルームなどの好きな場所までは、自分で歩くが、体調が悪いときや、知らない場所に行くときは、おんぶを求めることが多い。

　以上、本グループの幼児は、動いている物や形が変わる物を見ること、揺れるなどの身体感覚を使った遊びを好むことがわかりました。人との関わりでは、教師に働き掛けられれば相手に気付く様子が見られますが、自分から進んで人と関わることはまだ少ないことがわかりました。また、好きなおもちゃが少なく、それ以外のおもちゃや環境に興味をもちにくかったり、初めての場所に不安を抱えやすかったりすることから、安心して新しい環境を受け入れたり、自分から見聞きして触れたりすることにつなげたいと考え、以下の目標を設定しました。

② 指導目標

・見る、聞く、触れるなど、様々な感覚を使って周囲の環境に興味をもつ。
・教師と一緒に、周囲の環境に関わりながら遊ぶ。

③　指導内容・方法、指導時間

　これらの目標に向けて、まずは、様々な色に光って動く器具や、自分で操作して音を鳴らすことができる道具、形状や触感が変化する素材などに対して、幼児が興味をもって遊び始める物は何かを観察することにしました。次に、幼児が器具や道具、素材に近付き、操作するタイミングに合わせて、隣で一緒に見る、触れる、聞く、幼児と視線を合わせてほほ笑み掛けるなどを通して、物に関わることの面白さや心地よさを共有・共感していくことにしました。そして、不安を抱えやすく、自分から周囲の物に働き掛けるまでに時間を要する幼児の小集団であることから、指導時間を全 5 回、1 回の活動時間は 1 時間程度としました。

④　指導の結果

　ここでは、指導時間全 5 回のうちの 1 回目、3 回目、5 回目の活動時に見られた幼児の変容について表 2 に示しました。

表 2　スヌーズレン・ルームで見られた幼児の様子

幼児	1 回目	3 回目	5 回目
A児	・A児は、薄暗い室内に入る際、教師に密接していたが、徐々に器具の電源を付けて光を照らすと、自ら光る器具に向かった。 ・自分から、ままごと、光る棒、キーボードなど、様々な物に触れるが、一つの器具で集中して遊ばない。	・部屋の扉が開くと自ら走って入室した。 ・何度も、光る棒を畳の上や床上に落としていた。棚の中から棒を取り出し、太鼓や木琴をたたいたり、何度も床に落としたりしていた。（写真 1） ・ウォーターベッドに乗った教師が、サイドグロウの先端を揺らして見せると、視線を向けて教師と同じように揺らしたり、自分の口の中に入れたりしていた。また、自分の体に巻き付けることもあった。	・自分から進んで入室し、ウォーターベッドに乗ってサイドグロウを体に巻き付けて遊んでいた。 ・B児が太鼓を鳴らすと、その音が鳴る方を振り向き、近付いて同じように鳴らしていた。
B児	・天井を見上げて、ミラーボールで動く光や、ソーラープロジェクターで照らされた模様を見ていた。 ・教師が、B児に向かってセラピーボールを転がすと、「わっせ。」と言いながら転がし返した。 ・様々な道具や器具に	・B児から、「わっせ。」と言いながら教師に向かってセラピーボールを転がした。 ・ベッドとソファの間をのぞいているB児の視線の先で、教師がクモの人形をのぞかせると飛び上がり「バイバイ。」と言って離れたが、人形を持っている教師の行動を見続け、笑っていた。（写真 2）	・「スヌーズレン・ルーム！」と言いながら、教師と手をつないで部屋に向かった。 ・室内にある音の鳴る楽器を、一つのバチでたたいたり、様々な場所に持ち運んだりして遊んでいた。

	近付いて触れていたが、20分ほど経過したら「かえろう。」と言って扉に向かった。	・木琴やキーボードなどの楽器に触れ、音の鳴るスピーカーに顔を近付けたり、友達が鳴らしている木琴に近付き、同じようにたたいたりしていた。	
C児	・教師におんぶされながら室内に入った。教師におぶさりながら、床や天井に映る光を見ていた。 ・おんぶをしている教師の服を下に引いて降ろすように要求し、床に映ったミラーボールの光を目で追っていた。	・光が点滅するファイバーツリーに視線を向け、自分から光の先端に触れていた。 ・教師が、クッション性のある剣山のようなおもちゃをC児の手のひらに押し当てると、初めは手を引き上げたが、再度教師の手を引いて、同じように押し当てるように求めた。（写真3）	・これまで、ウォーターベッドに自分から乗ることは一度もなかったが、教師や友達が乗っているときに自ら乗り、仰向けになったり、友達や教師の体に自分の足を絡めたりしていた。（写真4）

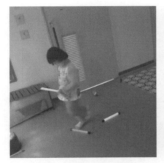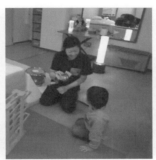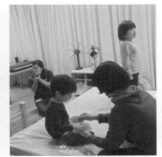

写真1　A児の様子　　　　写真2　B児の様子　　　　写真3　C児の様子

3　スヌーズレン・ルームを活用した授業を通してわかったこと

　以上の実践から、スヌーズレン・ルームでの遊び活動を通して得た、教師の気付きについてまとめます。

(1)　幼児が安心して物に働き掛けたり、教師の働き掛けを受け入れたりすること

　本グループの「周囲の環境に興味を示しにくく、新しい環境に不安を抱えやすい」幼児にとって、スヌーズレン・ルームでの活動は、安心して、自発的に物や人と関わることにつながりました。

　まずA児は、金属棒や光る棒を畳や床の上など、落とす場所を何度も変えたり、物によって落とし分けたりしている様子から、音の違いや物の質感を「聴く」ことによって確かめているのではないか、と考えられました。大小、長短、軽重など、様々な形や素材に触れ、「落とす」という行為を通して、何度も自

分で音を確かめ、繰り返し遊ぶことができました。

　次にＢ児は、主に音の鳴る楽器に指で触れたり、バチを操作したりして遊ぶ中で、音が鳴る部分に手のひらを当てたり、音が鳴る場所をのぞきこんだりしていました。このことからＢ児は、音の鳴る場所に手で「触れる」ことで響きを感じ取ったり、「見る」ことで音が鳴るときの様子を確かめたりしていたのではないかと考えられました。

　そしてＣ児は、普段は大人におんぶをしてもらったり、上体を丸めて眠ったりすることが多く、対面で人と関わったり、仰向けの姿勢をとったりすることが難しい幼児でした。しかし、スヌーズレン・ルームでは、ウォーターベッドで仰向けになったり、その上で触覚刺激を介したやり取りをしたりする様子が見られました。このことからＣ児は、スヌーズレン・ルームでは口や腹部などの、特定の感覚刺激とは異なった感覚を使いながら過ごしていたのではないかと考えられました。特に、わずかな重心の掛け方によって揺れ動くウォーターベッドの上では、体の力を抜いて仰向けや横向けになったり、友達に足を絡めたりするなど、自分で様々な姿勢をとるなどして心地よい状態を探り、外界の変化に関心をもち、受け入れることができたのではないかと考えられます。

(2)　スヌーズレン・ルームの器具や素材を介したコミュニケーション

　Ａ児は、サイドグロウを揺らす教師に近付いて、同じように揺らしたり、自分の口の中を照らしたりするなど、相手を見て同じようにまねする様子が見られました。

　Ｂ児は、教室では自分の好きな電車のおもちゃで遊ぶことを好み、人からの関わりに興味や関心を示すことが少なかったのですが、クモの人形を持つ

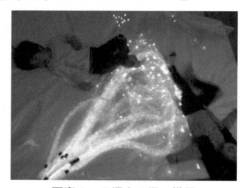

写真4　Ｂ児とＣ児の様子

教師を意識して視線を向けたり、関わりを期待したりする様子も見られました。このＢ児の様子から、人形を介した関わり遊びを通して、人とのやり取りを発展させることができると考え、教室内に人形を置いて、やり取りの糸口を探しながら実践しています。

　そしてＣ児は、手のひらに触覚刺激を与えると何度も教師の手を引き、同じように手のひらに押し付けてほしいと要求しては受け入れ、再び要求するなど、対面での教師からの働き掛けを自ら求めて関わる様子が見られました。

4　まとめ

　以上の実践の成果から、スヌーズレン・ルームでは、光りながら動く照明を見たり、容易に音が鳴る楽器（たたく、揺らすなど）や道具の音を聴いたり、わずかな働き掛け（手で握る、指先で触れるなど）で形や動きが変化する素材に触れたりする環境の中で、自ら進んで物に関わろうとする意欲を引き出せることがわかりました。また、それらを介して教師が同調的に関わる中で、教師の行動にも視線を向けて同じことをしたり、働き掛けを受け入れたりすることにつながりました。

　今後も、幼児が様々な物や人に関わる中で、「楽しいな」「これはなんだろう」と、自ら進んで物や人に働き掛け、探索したり、試行錯誤したりしながら、より「楽しい物」、「心地よい物」を探求することができるように、教室環境や遊びの設定、素材や教材の提示の仕方などを工夫していきたいと思います。

（飯島　杏那）

第3章　福祉施設等編

実践のポイント解説

実践のポイント解説

　本節では、福祉施設等における 8 事例のスヌーズレンを活用した実践を紹介します。ここでは、施設にスヌーズレンを導入したきっかけ、利用対象者と施設におけるスヌーズレン・ルームの位置づけについて説明しています。また、環境設定の実際、実施の方法、そして、利用者の行動の変化等からみるスヌーズレンの有用性について述べています。以下に実践の概要とポイントを解説します。

1　実践施設と設置の目的

　スヌーズレンを実践する施設は多岐に及んでおり、たとえば、重症心身障害者施設等の障害者支援施設、療育施設、放課後等デイサービス、子育て支援の場、あるいは保育の場などがあります。主な利用対象者は施設利用者ですが、加えて利用者の家族や系列施設の利用児者へも開放している施設もあります。また外部者を対象にスヌーズレン・ルームの公開や研修会などを行っている施設もあります。

　スヌーズレンを設置した目的はいくつかありますが、すべての施設に共通している点は、利用者のリラクゼーションや余暇の充実による生活の質の向上にあります。その他の目的は、施設の利用者の障害の種類や程度、障害の有無によって多様です。たとえば、主な利用者が障害者の場合にはリラクゼーションや余暇の視点の他、自発性、興味・関心、およびコミュニケーションの拡大などの多様な視点から活用されています。他方、養育者（母親）が対象の場合には、子育て不安や育児ストレスの解消、心理的安定に着目した予防的視点によるものがあります。また、障害のない子どもを対象に、多重感覚環境に身を置く体験を提供する発達的視点によるもの、施設関係者や関連専門職への研修的視点によるものなどがあります。

2　スヌーズレン・ルームの環境設定と実施方法

　スヌーズレン・ルームの環境については、多くの施設において静と動の環境を設定しています。施設によって、静の部屋と動の部屋を別々に設けている場

合と、１室の中に静と動のスペースをカーテンやパーティション等で区切って設定している場合とがあります。多くの施設においてスヌーズレン専用の機器・道具に加えて、スヌーズレンの理念に基づいた手づくり機器や道具を作成したり、身近に手に入る光るおもちゃや音の鳴る道具などを活用したりして多重感覚環境を作り出している点も興味深い点です。

　実施の方法は、各施設の環境や利用者に合わせて行われています。主な方法として、スヌーズレンの利用時間を１つのセッションとして一連の流れの中に静と動の多重感覚環境を組み入れて設定する方法と、毎回の利用者の状態と利用者による選択によって特定の機器や道具を取捨選択して提供する方法があります。これらの方法に共通しているのは、利用者に合ったオーダーメイドの環境設定を通して、利用者自らが刺激を感じ、環境との相互作用が成立するように配慮されている点にあります。たとえば、既成のマットやソファーの位置や形を変えることで、利用者の手足が機材に容易に届くようにしたり、身体の大きさにフィットするように調整したりしています。また利用者の聴こえや見え方の特性に合わせて、音や光の量や質を調整しています。

3　スヌーズレンの有用性

　スヌーズレンの利用による効果については、十分なエビデンスが蓄積されていないとの指摘があります。一方で、実践事例でも紹介している通り、スヌーズレンの有用性に関しては、利用者の表情や発声の変化、行動の変化等を身近に接する施設職員や家族が実感していることが報告されています。具体的には、身体の緊張の低下、自傷行為の低減、発声頻度の変化、自己選択の増加、自発的な身体の動きの増加、注視や追視の増加、心理的な安定などがあります。

　次節からは、スヌーズレンを実践する７施設におけるスヌーズレンの実践での具体的な環境設定や方法の解説と実践を通した有用性などが報告されています。これらの施設の工夫に満ちた取組からは、多重感覚環境の設定や提供にとどまらない、スヌーズレンの理念に沿った利用者の自由や主体性を尊重する細やかで丁寧な実践への姿勢が見て取れるでしょう。これからスヌーズレンを取り入れてみたいと考えている皆様にも、既にスヌーズレンを実践している読者の皆様にもぜひ参考にしていただきたいと思います。

（野澤　純子）

1 福祉の現場での実践

社会福祉法人パステル

1 スヌーズレンの導入

スヌーズレンの導入には、動機がありました。社会福祉法人パステルを創設する以前に、重症心身障害のある小学生A君と巡り合いました。

A君は、重症心身障害児施設に入所しており、ほとんどベッド生活で、時間になるとおむつ交換の職員が来ておむつを交換する。食事の時間になると職員が来て車いすに移動して食堂に行く。そこでは、食事担当の職員が、スプーンで口に入れる。食事が終わると、ベッ

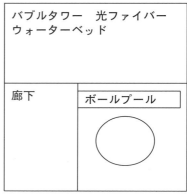

図 1　放課後等デイサービスけやきの平面図

ドに戻り、横になっているという生活リズムでした。A君のベッドのそばにいると、表情がなく、ただじっとして一日が終わる。この様子に非常なショックを受けました。何かできることがあるのではないか。このような寝たきりの受動的生活によって感覚器官はさらに麻痺して退化してしまうことになる。だからこそ適度な刺激を与えなければならないと。麻痺し始めている感覚器官を覚醒させ、成長する可能性を見出したいという思いが強くなりました。この可愛らしいA君が、こちらを向いて笑ったらベッド生活も楽しくなるのではないかと思いました。

まず表情を作りだしたいという思いが湧き起こり、いろいろな教材を準備しました。聞こえることについては、テープで曲を流しました。ヘッドフォンを耳につけて音を流しました。赤ちゃんの頃お母さんに歌ってもらったかもしれない子守唄や童謡も、また鶏の声や犬の声、猫の声なども強弱をつけて流しながら表情を観察しました。また、視覚刺激については、赤いボールを目の前に見せて目が動くのか、右にゆっくり、左にゆっくり、上下にゆっくりと動かし

て訓練を重ねました。しかし、その効果は、なかなか見えなく感覚の統合力には至りません。ある日、施設内を車いすに乗り散歩しました。すると、声を出して笑うのです。驚いて同じところを歩いてみました。やはり、笑うのです。よく見ると、そこには大きな椎の木があり、椎の葉を車いすが踏むとカサカサと音を出すのです。空を見上げると大きな椎の木が風に揺られているのです。自然環境が目に見えない無意識のすべての感覚を統合させたのです。A君が、外界からの刺激を体感した成長の現れであると判断することができます。A君の経験から明らかになってきたことは、目に見えない無意識の分野の全ての感覚を統合させることが重要と判断します。従来は、前述したように聴覚を中心とした訓練であり、視覚を中心とした訓練であり、触覚を中心とした訓練でありましたし、現在も行われています。その方法もありますが、その実践では、感情を引き出すことができませんでした。それでは、A君を常に自然環境の中で感覚の統合をさせることができるかといえばできないのです。そのことから、知的障害のある方やそれぞれ好きな感覚刺激を持っている自閉スペクトラム症のある方には、スヌーズレンが良い環境づくりになるのではないかと思うようになりました。なぜなら、スヌーズレンとは「人間の持つ全ての基本感覚を刺激し統合させ、機能させるための環境設定法」としているからです。こうして、スヌーズレンを導入することにしました。

2　スヌーズレン・ルームの設置

　スヌーズレン・ルームの設置に当たって、設置目的を明らかにすることが必要になります。

(1)　スヌーズレンの理念

　スヌーズレンという特定の環境を設置することにより、求められる効果には以下のようなものがあります。

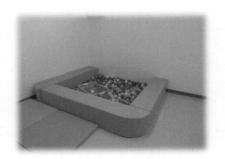

写真1　ボールプール

①　全感覚に働きかけ感覚の統合を可能にし、成長を促す。

②　自らが表現する反応を重視し、感覚のレベルや好奇心に合わせて体感と認知能力の発達を促す。

③　感覚の自由な表現を基本に、主体的に自己表現ができるようにする。

⑵　スヌーズレン・ルームのセッティング

① 放課後等デイサービスけやき

　スヌーズレン・ルームは、3部屋に分かれています。3部屋のうち1部屋は、入口的役割で、「ここから何が始まる？」という期待を持ちながら入ります。2部屋は、ボールプールいっぱいのアクティビティ・ルームとスヌーズレン・ルームに分かれます。

② なかよしランドのセッティング

ア）アクティビティ・ルーム

　なかよしランド（児童発達支援・放課後等デイサービス事業）には、ボールプールがあります。見学者なども、この深いボールプールに入り、全身にボールの感触を味わいながら寝転がり、這い上がろうとすると転び、筋肉を最大限に駆使して立ち上がろうとする姿に喜びを味わいます。また、ボールを両手で空中に投げることに夢中になったりしている光景にも出会います。以上のような経験から、アクティビティ・ルームとしてボールプールを設置しました。いろいろなものは置かずにボールプールのみの部屋にしました。入り口が1か所で、声を出すと自分の声がかすかに反響する部屋になりました。

イ）スヌーズレン・ルーム

　ウォーターベッドやバブルユニットを置いています。ベッドには、サイドグロウがあり、光の滝のように流れています。一方、ソーラープロジェクターが設置され円盤を取り付けると、幾何学模様が壁一面に広がり、不思議な世界に入り込みます。また、ミラーボールを天井に吊るし、部屋を暗くすると、キラキラと光り寝たまま楽しめるように設置しました。このようなライトニング効果で視覚は刺激され、ウォーターベッドでの暖かさや揺れで温度感覚や振動＝固有感覚の刺激などから安心感や連帯感などが生まれ、特に、子育てに不安になっているお母さん方は、お子さんを抱いてゆったりした時間を共有することで、心も穏やかになるのではないかと期待しています。このような体験によって、自己表現が可能になり、意思疎通が可能になることを期待しています。

3　スヌーズレンの利用

スヌーズレンを利用している方々を**表1**のように観察しました。

表1　スヌーズレン利用者の様子

	学年・手帳の等級・障害名・実態	利用者の様子
1	小6・自閉症・男子・B1	一人で好きなことを話して、声の響きが楽しい様子
2	中3・男子・B1	ウォーターベッドでの揺れが心地よさそう。本人の感想「落ち着く」と発言。
3	小5・男子・A1・身障4級 支援員とのかかわりが多い。友達とCDを聞いたり、DVDを見ることができる。	バブルタワーに耳を付けて過ごす。気泡のリズムや振動が気になり5秒に1回確認する。天井に写る映像を見て、声を発する。ウォーターベッドでは、寝転がって足を高くしている。
4	小2・B1・発語は単語・クレーン動作表現・姉とのおもちゃの取り合いをする	大きな鏡に自分の姿を映してコンサートのお姉さん気取りで言葉を発して楽しんでいる。天井に映し出される液状の波紋を見て寝てしまった。
5	小3・女子・言葉のやり取りで、友達と遊ぶ姿を観察	ベッドで寝転がって、人形と話をしている。「キラキラしていてきれい」と発言する
6	高・男子	学校から帰ると、ウォーターベッドで、寝転がり揺れながら休んでいることが多い。
7	小2・女子・身障1種1級 ウェスト症候群・てんかん性脳症	スヌーズレン・ルームに入ると、顔を上げ光をよく見て、目で追う。手足を動かし楽しんでいる様子。光ファイバーに近づけると手で握りじっと10分位見ている。
8	小5・男子	ボールプールへ行くと、ボールを全部出すことから始まる。次に全部ボールを入れる。この一連の動作が終わらないと家には帰れない。
9	小2・発達障害	籠の中に、赤いボールと緑のボールを入れて、「トマトスープ」といい、レストランが始まる。
10	高1・男子	ボールプールに入り、籠をめがけて投げ、入ると嬉しそうな表情をする。友達と競い合いながら入れている。
11	中2・男子	ボールをボールに当てるように投げ、はじけている様子を見て楽しんでいる。

　観察記録をまとめると以下のようになりました。

(1)　感覚刺激に興味をもって行動するグループ

　スヌーズレンは、五感を適度に刺激する環境であり、ここでは、光や音や触覚や体が揺れる身体感覚などを自らが発見することができています。光るという視覚刺激があり、手を伸ばし握るという触覚と運動感覚との統合によって自ら行動化できるようになる環境がスヌーズレンであることを体験することができています。

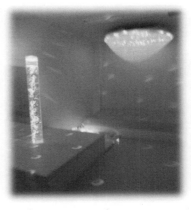

写真2　スヌーズレン・ルーム

(2)　遊具としてのスヌーズレン

　ボールからいろいろな遊びを編み出して、自己を表現することができています。いわば一人遊びの世界から、やがて友達と遊ぶというコミュニケーションの一歩が生まれることもあります。ボールプールでの運動も何回も立ち上がるという行動を体感することによって認知能力を高めていくことができます。

(3)　癒しの場としてのスヌーズレン

　ベッドに寝転がり、自分の好きなものをもって、ゆったりしている姿や集団から離れて一人でいたいときにゆったり時間を過ごすこともあります。

4　実践から明らかになってきたこと

　スヌーズレン・ルームという環境は、心も体もリラックスできる場であることは、体験の中から学ぶことができました。特に、以下のような効果を観察することができました。

① 　どこか落ち着かず、物事に集中できない方々が、自らスヌーズレン・ルームに入り、一定時間を過ごして自ら部屋から出てくると、落ち着きが見られました。

② 　重症心身障害のある方々は、部屋を暗くして、仰臥位で過ごしていると、ゆっくりゆっくり表情の柔らかさや体のリラックスした様子が見られ、緊張が緩んでくる状態が見られました。次には、一人一人の実態から感覚の統合化へ進むことができました。

③ 　感覚のアンバランスな自閉スペクトラム症の方々にとって、部屋に入ると同時に、見る行動や触る行動やゆらゆらベッドに寝転がる行動が見られ、視点も定まり集中することができました。

　以上のように、感覚の統合が必要な方々や多くの刺激の中では落ち着くことが困難な方々には、大変効果が上がることがわかってきました。

5　今後の計画

　スヌーズレンを実践する事業所（児童関係 2 事業所・知的障害入所施設 1 事業所・生活介護重症心身障害部）等において、もっとも重要なことは、利用者の皆様の心と体に寄り添って、環境の季節感なども取り入れ、利用者の意欲を引き出すことと思います。

（石橋　須見江）

2 光陽園における スヌーズレンの取組

東葛医療福祉センター光陽園

　東葛医療福祉センター光陽園は2014年4月に開設した重症心身障害児・者の入所施設であり、発達外来も併設しています。

　当園では、入所者も職員も楽しめる活動として、スヌーズレン室が作られました。開設以来、看護師と保育士資格を有する支援員が中心となり、日々の療育活動の時間にスヌーズレンを実施しています。

　2018年3月現在、入所者は80人で、大島の分類では全員が1～4に該当します。超重症児・者が19％、準超重症児・者が17％と、入所者の半数近くが医療的ケアを必要

氏名　○○
生年月日
性別
疾患名
てんかんの有無

医師からの注意事項
尿管結石があるので、急に激しく泣く時は石の可能性があるので看護師に知らせてください。

理学療法士・作業療法士より
円背のため、抱っこや仰臥位は好まない。側臥位で自由にすると落ち着く。（右側臥位を好む）

実践のまとめ（好きな刺激・苦手な刺激）
比較的どこのコーナーでも楽しめる。
視覚刺激は光源が近い方が集中できる様子。例えばサイドグロウやバブルユニットを間近で見る等。
また、ウォーターベッドの揺れに対する反応は良い。…等

資料1　スヌーズレン個人ファイル

としている状態であるため、スヌーズレンの実施頻度に個人差は生じますが、全員が体験できるように取り組んでいます。実施にあたっては、「スヌーズレン個人ファイル」を作成しています。個人ファイルには、医師・リハビリ課か

入所時身体的現象における所見

身体計測値・栄養状態・頭部所見・顔面所見・
眼・鼻・口・耳・頸部・胸背部等・・・

入所時神経学的現象における所見

姿勢・視機能・筋トーヌス・筋力・背臥位・腹臥位・座位・這い這い・関節・原始反射・姿勢反射・深部腱反射・病的反射・不随意運動

＊上記の所見について、記録されている

資料2　入所時の所見

スヌーズレン個別資料

カルテNo.　　　氏名　○○

日常生活の様子

・食形態
（普通・マッシュ・ペースト・なめらかペースト
　経腸栄養）
・食欲等　良好。
・睡眠状態　浅眠。夜間嘔吐することあり。
・排泄　便秘気味。尿管結石で泣くことがある。
・情緒面　よく泣く。
・問題行動等　特になし。
・快・不快の表現方法
　泣いて不快のもの先般を表現する。

日常生活で改善出来たら良いこと
○○さんが心地好いと感じることを知り、日常生活で泣く場面を減らしたい。
＊担当スタッフが記入

資料3　スヌーズレン個別資料

らの注意事項やアドバイスがあり、セッションの記録（個人の感覚の嗜好等）がつづられています（**資料 1 ～ 3**）。

1　スヌーズレン実施の流れ（資料 4 ）

　日々の療育活動は午後 2 時から 3 時までの間に設定され、季節に合わせた活動を展開していますが、四季を問わずスヌーズレン体験の時間が設けられています。保育士が中心となり一緒に体験するメンバー等の計画を立てています。 1 回に体験する人数は 3 ～ 4 人、実施時間は30～40分程度で、その間職員がマンツーマンで対応しています。入所者の楽しみももちろんですが、職員もリラックスする目的で行われています。実施の流れは、以下のようになっています。

```
スヌーズレン実施の流れ（例）
　　┌────────────────────┐
　　│　　香りの選定　　　　　　　│
　　└────────────────────┘
　　　　　　　　⇩
　　┌────────────────────┐
　　│　好きな場所を選び楽な姿勢をとる　│
　　└────────────────────┘
　　　　　　　　⇩
　　┌────────────────────┐
　　│蛍光灯を消し、徐々に機器を点灯していく│
　　└────────────────────┘
　　　　　　　　⇩
　　┌────────────────────┐
　　│　機器の点灯と同時に音楽をかける　│
　　└────────────────────┘
　　　　　　　　⇩
　　┌────────────────────┐
　　│対象者の様子を観察する　自らもパートとして楽しむ│
　　└────────────────────┘
　　　　　　　　⇩
　　┌────────────────────┐
　　│終了に向けて機器を少しずつ消灯する│
　　│音楽もフェードアウトしていく　　　│
　　└────────────────────┘
　　　　　　　　⇩
　　┌────────────────────┐
　　│暗くなってから、蛍光灯のスイッチを 1 つずつ点灯する│
　　└────────────────────┘
```

資料 4　スヌーズレン実施の流れ

① 　11種類のアロマオイルから好きな香りを選ぶ。
② 　バブルユニット、ウォーターベッド、バイブレーションビーンズクッションの中から好きなコーナーを選ぶ。
③ 　必要に応じて感覚刺激おもちゃ等を使用し自由に過ごす。

　人工呼吸器の装着をしている方や、喀痰吸引等の医療行為が必要な方には看護師が付き添っています（**写真 1** ）。

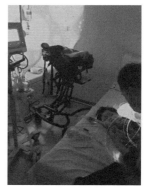

写真 1　看護師の付き添い

2　居室でのスヌーズレン

　健康上の理由からスヌーズレン室に行く機会の少ない入所者には、プロジェクター・サイドグロウ・カセットデッキ、感覚刺激おもちゃ・アロマオイルを持ち込み、居室で行うこともあります。暗室にはできませんが、ベットサイドに掛けたサイドグロウや壁に映る映像からスヌーズレンの雰囲気を楽しむことができます（**写真 2** ）。

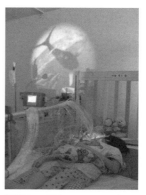

写真 2　居室でのスヌーズレン

3　スヌーズレンを支える取組

(1)　職員研修

- スヌーズレン関連団体に加入し、園としてスヌーズレンに関する情報を得ています。
- 職員の誰もが実施者となれるように、新入職員研修及び全職員への研修が行われています（**資料5**）。

(2)　スヌーズレンを実施しやすくするためのマニュアルの整備

スヌーズレンの機器説明及び実施例の紹介が載せられています。

(3)　入所者の個人ファイルの作成

- 体験時の注意事項（てんかん発作や安全な体位等）
- スヌーズレンセッション記録の記入（**資料6**）

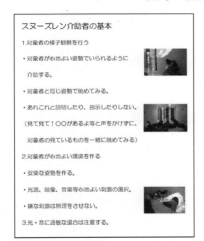

資料5　スヌーズレン介助者の基本

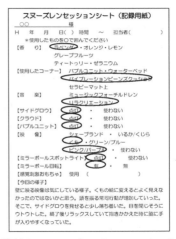

資料6　スヌーズレンセッションシート

4　日常生活の中でのスヌーズレン的機器の活用

(1)　感覚刺激グッズ・おもちゃの体験展示会の開催（写真3）

有限会社コス・インターナショナルにおもちゃの見本を持ってきていただき、実際に入所者と職員が体験する機会を設けています。日常生活の中で、好きな感覚刺激を味わえるおもちゃを探し、人気の高いおもちゃを園で購入して、日々の療育活動の中で使っています。

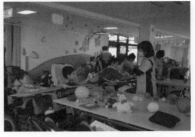

写真3　体験展示会の様子

(2)　光陽園全館の装飾の工夫

　食事や療育活動で集うデイルームや面会に来た家族と過ごす多目的スペースには季節感のある装飾を施しています。ゆらゆら揺れたり、キラキラ光ったりする素材でできたものを、蛍光灯の近くや天井から吊して、視覚的に捉えやすくする工夫をしています（**写真4**）。

5　スヌーズレン理念の浸透

　ある日、居住棟を歩いていると、スタッフステーション脇の観察部屋のベッド上に、おもちゃ展示会で購入した3Dランプが置かれてあり、天井に赤や青や緑の光がくるくると華やかに回っていました。体調が優れず、ぐずり泣く子のために看護師がおもちゃを用意したのでした。枕元のCDカセットから優しい音楽も流れています。いつしか泣き止んで、天井の光を見つめる女の子。体の力も抜けてリラックスしてきた様子でした。スヌーズレン室での体験や研修会を重ねてきたことによって、スヌーズレンマインドが職員に浸透し、自然に心地よい空間を作っていることに感動した場面でした（**写真5**）。

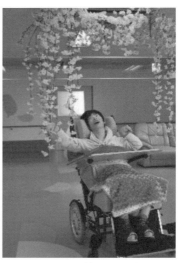

写真4　装飾の工夫

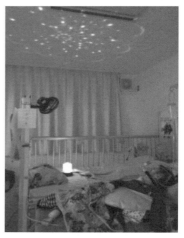

写真5　天井の光を見つめる様子

6　今後の取組

　スヌーズレン体験を通して、職員から「入所者に対する理解が深まり、より愛情深く接することができるようになった」という感想が多く聞かれます。

　スヌーズレン室は心の距離を縮める不思議な空間であり、その体験から得られた感動が日々の暮らしに根付いてくれることを願っています。そして、空間も、共に生活する人も、スヌーズレンマインドに溢れた所になるように、今後も光陽園全体で取り組んでいきたいと思っています。

（北川　桐子）

<table>
<tr><td>3</td><td></td></tr>
</table>

生命誕生のルーツと脳科学から見る
ホームスヌーズレンの効果と実践法

五感タッチング

1　穏やかな海の波は 1 分間に 9 回押し寄せ 9 回引き返す、往復18回の呼吸リズム

　生命は約40億年前（太古）に海から誕生し、それが生命のルーツとなりました。自然界から誕生した生命は、やがてえら呼吸から肺呼吸に進化を遂げながら、その活動拠点を海から陸へと移行していきました。生命の誕生の母体となった海の穏やかな波は、約 1 分間に 9 回押し寄せ、 9 回引き返す、つまり往復の18回が大自然の海の呼吸と言われます。不思議なことに成人の平均呼吸数と一致しています。

　表 1 を見てわかるとおり、基本呼吸の18回から288日（10か月10日）の人間の誕生まで 9 の倍数に繋がっています。つまり呼吸が基盤となり、呼吸が乱れると、その倍数である体温、脈拍、血圧と乱れていくことが表れています。

表 1　人間の生命を維持する基本態（恒常性＝ホメオスタシス）

年　　齢	1 分間の呼吸数	平均体温	1 分間の脈拍数	最高血圧（mmHg）	最低血圧（mmHg）
新生児	40〜50	36.5	120〜140	60〜80	60
乳　児	30〜40	36.5	110〜130	80〜90	60
幼　児	20〜30	36.5	90〜120	90〜100	60〜65
学　童	18〜20	36	80〜90	100〜110	60〜70
成　人	16〜18	36	70〜75	110〜140	60〜80
成　人平　均	18→呼吸倍数	36→体温倍数	72→脈拍倍数	144→血圧倍数	288（10月10日）生命の誕生

※穏やかな海の波は、 1 分間に 9 回押し寄せ 9 回引き返す、往復18回の呼吸リズムです。

　人々が海の白波を見たとき、思わず両手を広げて深呼吸をしたくなるのは、生命ルーツの記憶からとも言われています。正しい呼吸法を身につけることは、心拍も穏やかになり健康維持にも繋がります。

　今日では、質の高い呼吸法の獲得にヨガや太極拳、ストレッチ等、様々な療

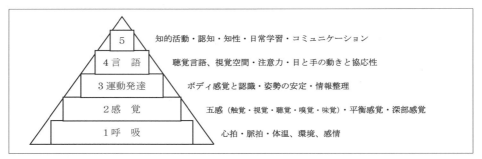

図1　脳科学から見る発達段階ピラミッド

法が広がっており、それらは、人々が集団生活をしていく中で受ける、様々なストレス等から呼吸が乱れるのをセルフケアする効果が期待できます。

　また、人間形成には5つの発達段階（**図1**）があり、その一段階目として基盤（土台）になるのが呼吸です。生き物は全て呼吸をし、呼吸の有無が生死の判断となります。呼吸要因には、心拍、脈拍、体温が含まれる他、環境や感情も含まれます。二段階目は、感覚刺激を感覚器が受容し、それらが電位変化を起こし、電気信号に変化し、さらに中枢神経を経由して脳に伝わります。三段階目の運動発達は、具体的な身体機能を生かした運動を行い、姿勢を含む様々な感覚バランスを身につけていくことができます。四段階目の言語は、認知の発達で空間認知や注意力、眼球運動、聴覚、言語力がかかわってきます。五段階目の知的活動は、学習、人々とのコミュニケーション等で日常生活等の社会行動も含まれます。

　また発達障害児者の五感には脳幹の「原始的な反射リズム」の残像という独特な特性があり、年齢が上がっても、ぎこちない動きや感覚、学習障害を引き起こし、概念獲得を妨げ、生活や行動のしにくさになっていることが近年わかってきました。

2　スヌーズレンの環境設定

　スヌーズレンは、様々な種類の器材、玩具等を使用することで、五感に多種多様な感覚刺激を与え、感覚の受容が容易になり、外への興味や関心も広がりやすくなります。また、前頭葉に快の刺激を与えることで、ストレス減や情動行動、原始反射の消失にも期待が

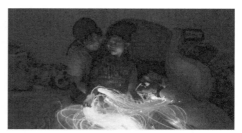

写真1　社会福祉法人しらぬい発達支援事業所内のスヌーズレン・ルームにて

できます。激しく興奮し自傷行為がある児童がスヌーズレン・ルームに入ると呼吸や表情が穏やかになるのは、その理由からです。

　ウォーターベッドやハンモック等の使用は、ボディイメージが認識でき、ルーム内では、人に指示されるのではなく、自らが好んで何かを手にしたり、目で追ったりと自ら学習していきます。また、本人だけではなく、一緒にいる仲間とその環境を共有することができ、コミュニケーションも生まれます。つまり、スヌーズレン・ルームは、人間形成での基本発達となる5段階ピラミッドの全てに良い刺激を与えることができる環境ルームと言えるでしょう。

3　ホームスヌーズレンのすすめ（親子コミュニケーションの機会）

　代表的なスヌーズレン器材は高価なため、一般の家庭では経済的な負担が大きく大衆向きではありません。そこで、私は長年安価で簡易的なグッズを利用して家庭でも手軽に楽しめるホームスヌーズレンを提案してきました。

　遮光カーテン等を使用した少し暗めの部屋の中で、簡易的なライトを用いて絵本を読んであげたり、様々な触覚のグッズを手にして触感を楽しんだり、光や色、映像を楽しんだりと身近な用具で簡易的な環境ルームを設定することができます。このときに大切なことは、その目的に合わせてたくさんの刺激を一度に与えるのではなく、情報や刺激を整理して与えて行くことです。

　スヌーズレンには、自由に探索していくフリースヌーズレンとある目的を持って導きながら探索させていくコントロールスヌーズレンがあります。ただし、スヌーズレンの基本は、対象者が主体ということであり、支援者が主体ではないということです。**写真2**は、簡易テントハウスの中で光やオイルモーメントを楽しみながら親子で遊んで

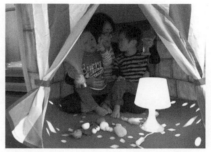

写真2　ホームスヌーズレンの様子（有限会社パステール・児童発達支援事業所八代）

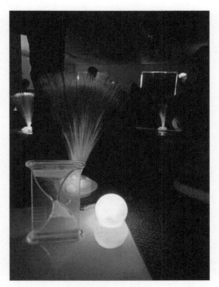

写真3　（有限会社パステール・発達支援事業所UKI）

いる場面です。普段走り回っている元気な子どもが、静かなリズムの音楽、目に優しい刺激の光、動くおもちゃ、狭いテント（空間）にいるだけで、静かに過ごしているのが不思議です。ここで絵本を読んだり、お話ししたり、昼寝をしたり、マッサージをしたりして過ごしていきます。

4　トラウマ解消法（暗闇を怖がる子どもたちの心のケア）

夜が怖い、暗闇が怖いという子はたくさんみられます。子どもに限らず夜は不安を抱きやすいものです。それが夜に忘れられない怖い体験が起こったとしたら、どうなるでしょうか。

2011年3月11日の東日本大震災も大変な災害でしたが、2016年に熊本で起きた地震も大災害でした。4月16日未明に発生した地震によりすぐさま停電となり、繰り返される余震の中で、子どもたちはただ怖いという気持ちだけで過ごしました。地震から3か月経過しても子どもたちが夜を怖がることが続き、暗闇＝地震の恐怖と扁桃体に記憶され、トラウマとなったと考えられます。

子どもたちの心の恐怖を取り除くには、記憶を変えていく必要性がありました。そこで、あえてダンボールで窓をふさぎ、部屋を暗くして親子で光を用いて楽しく遊ぶ機会を設けました。はじめは、暗闇を怖がっていた子どもたちも、光遊びが始まると笑顔で遊び出し、のちにたくさんの笑顔が見られました。各家庭で、このように遊ぶことで「暗闇が怖い」というだけの記憶から、「暗闇もママと遊ぶと楽しい」という記憶が入力されていくことをお伝えしました。（恐い＝緊張→交感神経が優位　楽しい＝リラックス→副交感神経優位になる。海馬からの潜在記憶を塗り替えることで扁桃体が委縮するのを抑制できることにつながります。）

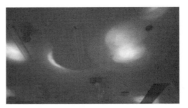

写真4　天井で光の鬼ごっこ

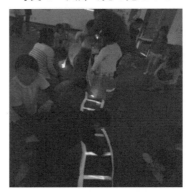

写真5　光る紙を使用して光の線路

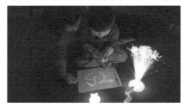

写真6　100円グッズの光ファイバー・星ライト、光る紙を使用して文字遊び

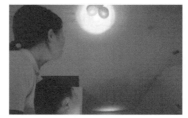

写真7　天井に浮かぶ風船を光で探す（注視・追視）

暗闇遊びは、下記のような内容です。

表　暗闇遊びの内容例

1　100円グッズの光ファイバーを見て楽しむ。
2　ファイバーの部分をはずして円盤ライトだけで光を天井に写し、光の鬼ごっこをする。
3　三笠産業㈱の「光る紙」を使って文字や絵描き遊びをする。
4　「光る紙」を切り、繋げて線路を作り、光る線路の上を親子ペアになり、ダンボールで作った電車で走っていく。
5　簡易テントで光を見て遊ぶ。
6　小さなバブルタワーを見て触れて振動を楽しむ。
7　光とオイルモチーフを見て動きを楽しむ。

<参考文献>
荒木愛深　五感タッチングテキストブック
クリスタ・マーテンス、姉崎弘　スヌーズレンの基礎理論と実際　大学教育出版
杉原隆・川邊貴子（2014）幼児期における運動発達と運動遊びの指導　ミネルヴァ書房
西原克成（1998）赤ちゃんはいつ人間になるのか　クレスト社
脳はすごい（クラーク・エリオット・青土社）
山口創（2006）皮膚感覚の不思議―「皮膚」と「心」の身体心理学　講談社
山本邦子（2015）トップ・アスリートだけが知っている「正しい」体のつくりかた　扶桑社
理学療法士・作業療法士の為の神経生理学プログラム演習2運動発達と反射

<参考商品>
1　光る紙　　2　ファイバーライト　　3　星型ライト　　4　光る風船
5　オイルモチーフ　　6　簡易テント　　7　光るマット　　8　簡易ライト

<撮影協力>
有限会社パステール（本部：熊本県球磨郡錦町）
　児童発達支援事業所パステール八代
　児童発達支援事業所・放課後等デイサービス事業所パステールUKI
社会福祉法人しらぬい（本部：熊本県八代市）
　しらぬい児童デイサービス
　発達支援事業所しらぬい：スヌーズレンルーム常設施設

（荒木　愛深）

4 スヌーズレンを取り入れた療育場面とその効果

横浜市南部地域療育センター

　当施設では、重度・重複障害のあるお子さんへスヌーズレンを取り入れた療育を行っています。この活動について、国立特別支援教育総合研究所の大崎博史先生の助言のもと、実践、検証を行いました。その結果、お子さんの変化は療育場面のみならず、日常の生活にも般化されていることが多く見られましたので、活動内容の一部とその効果について報告します。なお、この取組は、旧所属である横浜市南部地域療育センターで数年前に行ったものです。

1 部屋の構造

　スヌーズレンは、様々な器材を用いて、視覚・聴覚・触覚・嗅覚などを心地よく刺激する多重感覚環境をつくり、興味ある活動を引き出したり、あるいはリラックスを促したりする活動です。当施設では、保育室（**図1**）の中に、以下の2つをスヌーズレンのためのスペースとして設置しています。

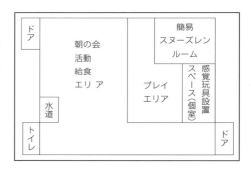

図1　保育室見取り図

(1) スヌーズレン・ルーム

　保育室の一角をカーテンで仕切り、簡易スヌーズレン・ルーム（2畳程度）を設置しています（**写真1**）。3名程度のお子さんで利用しています。

　ルーム内には、主にバブルチューブや電飾を配置しており、バブルチューブはお子さんが自分でON、OFFができるようにスイッチに接続しています（**写真2**）。また、100円均一ショップや有名テーマパーク等で販売している、光ったり回ったりする小物類も使用しています。

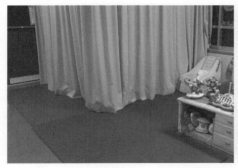
写真1　スヌーズレン・ルーム外観

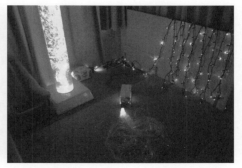
写真2　スヌーズレン・ルーム内観

(2)　感覚玩具設置スペース（以下、個室と記載）

　パーティションを使用してプレイエリア（遊びのスペース）の空間を仕切り、お子さんがその場所に行けば一人で遊べる個室を設置しています（**写真3**）。ここには様々な感覚を楽しめる手作り玩具や、日常的に触ることの少ない日用品などを置き、音や感触の違いを感じ、五感を使って遊べる工夫をしています。寝転がって遊ぶお子さんが多いため、玩具の設置は手を伸ばせば届く位置にし、左右どちらでも遊べるように両側に配置しています。

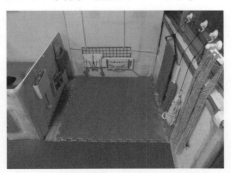
写真3　感覚玩具設置スペース（個室）

2　スヌーズレンを取り入れた療育場面

Aちゃんの様子

　Aちゃんは重度の知的障害があり、運動面は座位姿勢をとれるお子さんです。耳から情報を得ることが多く、歌がとても好きです。指同士をからめたり、身体を横に揺らしたりするなどの自己刺激で遊んでいる時間が多く、経験が少ない物を触るのは苦手で、触ったとしても注視しながら触ることは少ないです。

　嬉しいときには手をヒラヒラさせたり笑顔になり、嫌なときには顔を背けたり手で払いのけたり、また泣くなどの手段で表現しています。

(1)　スヌーズレンの目的

　スヌーズレンを活動として導入するにあたり、①外界の刺激を受け入れ、興味を拡げる、②視覚を有効に使う（注視、追視、目と手の協応性）など、Aちゃんへのねらいを明確にして取り組みました。

　活動は療育時間内に数回行われる自由遊びの時間に行い、バブルチューブやその他の器材を用いて、他児と共に同じ空間内で遊びました。Aちゃんの反応に合わせて、場所を移動し、好きな姿勢で行いました。また、個別の学習時間では、バブルチューブなどの器材は使用せず、Aちゃん専用の椅子に座り、机上で小型のたまご型LED電球（色が変わる）や光って回る玩具などの小物類を使用して遊びました。

(2)　スヌーズレン中の様子

　生活場面では、他児の声や職員の歌に耳を傾け、どちらかというと受け身な様子が多いAちゃんですが、スヌーズレン空間では、バブルチューブに自ら耳を近づけて傾聴する姿や、下から上へと動く泡を追視したり（**写真4**）、口を近づけて振動を楽しむなど、主体的に取り組んでいる様子がうかがえました。

　個別の学習時には、光源そのものを注視したり追視したりする様子が見られました。回数を積み重ねると、光源をしっかり見ながら手を伸ばして触るようになってきました（**写真5**）。また、追視の途中で机の下に光源を隠すと、期待をして覗き込み探す様子も見られました。

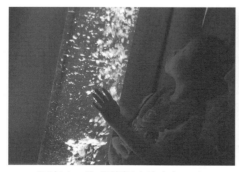
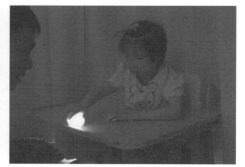

写真4　泡を追視するAちゃん　　　　写真5　光源を見ながら触るAちゃん

(3)　日常生活への般化

　外界からの刺激に対しての気付きが芽生え、刺激の受け入れもよくなってきました。周囲の刺激への興味や関心も拡がったためか、関心のあるものを触るまでに要する時間が短くなってきています。また、朝の会で前にいる司会の職員がパネルシアターをすると、パネルシアターや司会者を意識し、注目する行

動が増えています。なにより、朝の会で顔を起こして過ごしている時間が増えました。結果として、指をからめたり、身体を横に揺らすなどの自己刺激で遊ぶ常同行動も減ってきています。

　保護者からも「家でも物に対して手を伸ばして触るようになってきました。」、「祖母や定期的に通っている音楽療法の先生からも、療育に通うようになってから目が合うようになってきたね、と言われました。」などの話があり、職員と同じような実感を持たれているようでした。

Bくんの様子

　Bくんは自力で座った姿勢を保つことが難しく、仰向けで日常的に過ごしています。移動は全介助ですが、玩具を手の届く位置に提示すると、右手で触って遊びます。人が好きで、共感を求めたり視線を合わせてきたりすることが多い反面、人の動きが気になりすぎてしまい、遊びに集中しにくい傾向がありました。嬉しいときには、笑顔や手足をバタバタさせて全身で喜びを表現し、悲しいときには、泣いたり不快な声を出して訴える様子も見られました。

(1)　スヌーズレンの目的

　ねらいを①手指の操作（握る、離す等）の向上と利き手以外の手を使う経験をする、②集中して遊ぶ、③自己選択の経験をする、とし、自由遊びの時間に個室を使用しました。利き手が右手なので、好きな玩具は主に左側に設定したり、遊びに集中しだしたら、介入を減らすようにしました。

(2)　スヌーズレン中の様子

　個室に入るとすぐに玩具に手を伸ばして遊び、両側に玩具があることも理解して、利き手の右手だけではなく左手も使って遊ぶ姿がありました（**写真6**）。パーティションで仕切るなどして環境を整え、他の刺激を抑えると周囲を気にせず集中して遊んでいることが多く見られました。自分で玩具を操作して遊べるため、個室が好きな場所となりました。

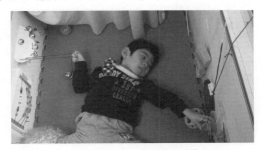

写真6　左手も使い、集中して遊ぶBくん

⑶　日常生活への般化

　この取組を通して手指の操作性が向上し、持ちやすくしたクレヨンを握って絵を描いたり、鈴を持って振るなどができるようになってきています。利き手以外の使用も増え、集中して遊んでいるときには苦手な横向きの姿勢も取れるようになり、姿勢のバリエーションにも拡がりが出てきています。

　自分で好きなものを選んで遊ぶ経験を積むことで、自分からやりたいという積極性が育まれました。また、積極性の育ちは、人に対して自分の思いを表現したいという気持ちの育ちへと拡がり、共感を求めて視線を送ることが増え、声を出して伝える様子も見られています。要求の手段として視線を使う姿も出てきており、対人面やコミュニケーション面での拡がりへとつながりました。

3　スヌーズレンを取り入れた療育の効果

　様々な感覚の器材や玩具を使用することで、視覚や聴覚、触覚などへの感覚刺激の受け入れがよくなりました。同時に、外界の刺激に対しての気付きや外界への意識が高まり、興味・関心も拡がってきたことで、好きな物が増え遊び全体の拡がりへとつながっています。また、手指の操作の向上だけではなく、遊ぶときの姿勢などにも変化が表れ、対象物を見ながら触るという目と手を使った協応運動も増えてきました。聴覚中心の認知から視覚も使いながらの認知へと、認知の仕方も変化しています。

　お子さんの興味を引き出すような環境設定を工夫することで、重度・重複障害のあるお子さんに不足しがちな自分で選ぶ経験や決定していく経験が培われ、自分でやろうとする意欲も向上しています。

　日常生活においても、アイコンタクトの増加やコミュニケーションの拡がりにより、他者とのコミュニケーション機会も増え、主体的に生き生きと過ごすことにもつながっています。

4　まとめと今後の課題

　今回は、スヌーズレンを取り入れた療育について報告しましたが、療育はスヌーズレンだけを行っているわけではありません。しかし、スヌーズレンの理念や考え方は、療育を行うに当たりベースになるものが多くあります。お子さんの発達に合わせた課題を設定し、状態に合わせた環境設定と工夫をすることは、療育の重要な考え方の一つと言えます。

　また、暗い部屋で高額な器材を使用して光を見るイメージが強いスヌーズレ

ンですが、高額な器材を揃えることが難しい家庭でどのようにこの活動要素を実践していくかなど、まだまだ課題はたくさんあると思います。利用するお子さんによって無数のやり方が考えられ、効果が得られるスヌーズレンの在り方を今後も考えていきたいと思います。

謝辞

　ご協力いただきました児童、保護者の方に心から御礼申し上げます。

＜文献＞

クリスタ・マーテンス著．姉崎弘監訳（2013）スヌーズレンの基礎理論と実際－心を癒す多重感覚環境の世界－＜第 2 版＞．大学教育出版

（内藤　貴司）

5 横浜市東部地域療育センターにおけるスヌーズレン活動

横浜市東部地域療育センター

1 横浜市東部地域療育センターの概要

　横浜市東部地域療育センターは、市内に地域別に設置される障害児地域総合通園施設の第6号施設（鶴見区、神奈川区担当）として2003年9月に開所しました。障害やその心配のあるお子さんとその家族を支援するために、早期発見と早期療育、各種療育相談、巡回訪問などのサービスを提供し、また、医療機関、福祉保健センター、児童相談所、保育所、幼稚園、各種団体等の関係機関等と連携しながら、地域の療育拠点としての役割を果たしています。

　当センターには診療所・福祉相談室・児童発達支援センター・児童発達支援事業所があり、外来・地域・通所の3つの療育部門で、各種専門スタッフがお子さんや家族が地域の中で健やかに成長していけることを願いながら、相談・指導・援助に当たっています。

　通園部門には、自閉スペクトラム症などの発達障害のあるお子さんが通う「福祉型児童発達支援センター」と肢体不自由のお子さんが通う「医療型児童発達支援センター」があり、主に3歳児の親子で通う「親子通園つぼみ」と、4・5歳児のお子さんが単独で通う「単独通園げんき」があります。

2 知的発達障害児クラスの取組

　単独通園の知的発達障害児クラスは、コミュニケーション面や身辺面の動作などに困難さを抱えるお子さんが10名在籍しています。お子さん達が自立的に行動できるように、集団療育の場面において写真や絵カードなどのコミュニケーションツールを活用した視覚的な支援に取り組んでいます。

　日常の自由遊びの場面において、玩具への興味が薄く、遊びが持続できずに持て余してしまって立ち歩いたり、いろいろな物を口に入れたり、手をヒラヒラさせるなどの自己的な刺激に没頭してしまうお子さんがいます。また、友達への関心が薄く玩具を共有することが難しいお子さんもいます。そのようなお

子さんたちが積極的に遊びを楽しみ、有意義な時間を過ごせるような活動を提供したいと思い、光遊びの活動においてスヌーズレンのような設定を準備しました（**写真1**）。

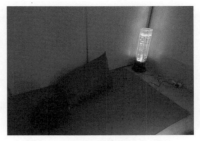

写真1　部屋の設定（一部）

　設定した器具はサイドグロウの他は、インターネットショップやネットオークションでアクアランプやディスコボール、遊戯施設やディスカウントストア等で光ったり音が鳴る玩具を購入する等、スヌーズレンの高額な器具を揃えなくても、比較的安価な物で同じような環境が提供できるように準備しました。また、スヌーズレンのスピーカーを内蔵したウォーターベッドのように視覚的な楽しみ以外にも楽しめる要素を取り入れるために、ビーズクッションの下に職員が持参した足裏マッサージ機を入れて、振動を感じてよりリラックスできるように工夫しました。

　お子さんたちの様子は、新奇場面が苦手なお子さんでも入室直後から怖がったり、混乱することなく、様々な器具や玩具の光に注目して楽しむ様子が見られました。普段遊びの少ないお子さんはリラックスして椅子に座ってディスコボールに注目したり（**写真2**）、サイドグロウを手に取ってその鮮やかな光に

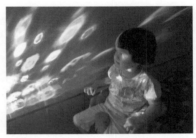

写真2　ディスコボールに注目する子

注目したり、ビーズクッションの下にマッサージ機を入れたコーナーでずっと落ち着いて座ってゆったりと部屋の中の様々な光を目で追う様子が見られました。また、普段友達との関わりが少なかったり、玩具を共有して遊ぶことが難しかったりするお子さんがアクアライトの中の泡や魚の動きを一緒に注目する様子も見られました。このようにスヌーズレンの環境では、日常生活では興味のある物に偏りがあり、持て余してしまったり、落ち着いて遊ぶことが難しい知的障害の重いお子さんが、自ら積極的に好きな物を探索してその空間を楽しんだり、友達と楽しみを共有したりするという、日常生活ではあまり見られないお子さんの新たな一面を見ることができました。

3　運動障害児クラスの取組①

　単独通園の運動障害児クラスは、運動面では独歩〜座位保持椅子使用、認知面では中度〜最重度の知的な遅れがある等、運動面も認知面も幅のあるお子さ

んが在籍しています。食事や着替え、排泄等の日常生活動作の練習や、運動面やコミュニケーション面の向上をねらいとした活動に継続的に取り組んでいます。

　在籍するお子さんの中には、外界への気付きが難しいお子さんも在籍しています。お子さんに伝わりやすい感覚を取り入れた活動として、(1)光揺れ遊び、(2)風船遊びに取り組みました。

(1)　光揺れ遊び（写真3）

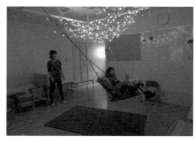

- カーシートで作成したブランコをザイルで天井に設置された鉄管から吊す。
- お子さんの頭上にくるようにLEDライト（クリスマス等の装飾用）を設置する。
- 歌に合わせて大人が揺らす。

写真3　光揺れ遊びの様子

　上記のような環境設定で取り組みました。揺れ（前庭覚）、光（視覚）、歌（聴覚）の感覚を取り入れました。繰り返すことで、部屋が暗くなるだけで期待して笑顔になるお子さんもいました。また、そのつどライトが点いたり、消えたりするため、順番待ちのお子さんも見て楽しむことができていました。

(2)　風船遊び（写真4）

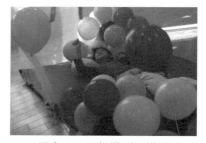

- 蚊帳の中にエアレックスマットを敷き、風船を入れる。
- 蚊帳の中にお子さんが入る。
- 音楽に合わせ、職員が大きなうちわ等で風を送る。

写真4　風船遊びの様子

　上記のような環境設定で取り組みました。風船の動き（視覚）、風（触覚）、音楽（聴覚）の感覚を取り入れました。上肢の使い方が不器用なお子さんが動く風船に積極的に手を伸ばす様子や、風を顔に受けて笑顔になるお子さんもいました。また、風船遊びを通じて風船の楽しさに気付き、自由遊び等の場面でも自分から風船で遊ぶお子さんもいました。

4　運動障害児クラスの取組②〜ホワイトルームでの個別的関わり〜

　対象児は、先天性側弯症と難聴、重度知的障害のある年中児。骨伝導の補聴器を装用しており、2016年8月に先天性側弯症の手術を受けました。

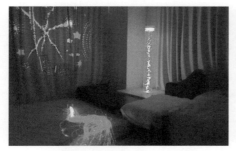
写真5　ホワイトルーム

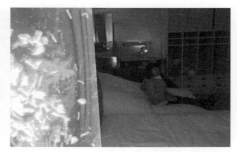
写真6　クッションから光を見て楽しむ

　日々の療育の流れを一定にし、実物サイン等を用いた視覚的支援を行うことで、クラスでの流れを理解してきている様子が見られます。一方で、遊び足りなかったり示された予定がやりたくないものだと、自分の腕を噛む等の自傷行為や相手の髪引きや服を引っ張るといった行為がありました。また、手術後には泣いたり怒ったりするといった情緒の不安定さも見られました。

　本児は、手持ちのマッサージャーを身体に当てることで落ち着いて過ごせたり、薄いプラスチックの玩具を顎に当てたり前歯で噛みながら指で弾いたりする等、身体に直接響くような強さの振動を好む様子が見られます。また、ホールではトランポリンで遊んだり、嬉しいときの表現で飛び跳ねる等ジャンプも好む様子が見られましたが、手術後よりジャンプが禁忌事項となりました。これらの様子から、本児が主体となって遊びを楽しみながら落ち着いて過ごせることをねらいとして、給食後にホワイトルーム（**写真5**）での自由遊びを取り入れました。

　ビーズクッションの下にマッサージャーを入れた物は、クッションが振動することに気付くとクッションに寝転びながらバブル・ユニットやプロジェクターの光や振動そのものを楽しむ様子が見られるようになりました（**写真6**）。プロジェクターの円盤は、それぞれを続けて使用するうちに、よく注目する物とそうでない物がはっきりしてくるようになりました。

　また、ホワイトルームでの取組を始めてからクラスに設置していた本児用の個室の内容を見直し、光る玩具や振動する玩具を使って手元で遊べるような設定に変更しました。

　本児が理解できることが増えていることに併せて落ち着いて遊びを楽しめる時間ができたことで、自傷行為や相手の髪引きといった行為の減少と、1日を通して穏やかに過ごせる日の増加といった本児の様子の変化につながっているのではないかと考えます。

（清田　正史）

6 もっとメンバーさんの内面の世界に近づきたい！

社会福祉法人みなと舎

1　通所施設「ゆう」での取組

⑴　みなと舎について〜卒業後の活動の場を作ろう〜

　どんなに障害が重くても「地域の中で人々の中で暮らしていくこと」を願い、1998年に神奈川県横須賀市に重症心身障害者・重度重複障害者に特化した日中活動施設「ゆう」が開設されました。現在の理事長飯野雄彦は「私たちが日々『普通』にしていること、当たり前に思っていることの一つ一つに人生の大切なことや喜びがたくさん含まれている。『人として普通に生活すること』の当たり前が、社会的にハンディが大きければ大きいほど難しいという現実、街の中で人びとの中で『普通に暮らしていく』その『普通』をしたい。」と、みなと舎の機関誌「たまごむし」第 1 号に書いています。重度重複障害がある利用者（以下、メンバーと言う）の生活は、一見すると主体的・能動的活動が見えにくく、とても緩やかなそして繊細な波長の持ち主のみなさんで、それを受け止める周りの環境が整っていないため、分かりにくいものになっています。メンバーの波長は様々な体験や出会い、関わり合いを通し成長し獲得され、発信されていきます。故に、関わる側の姿勢や体制を丁寧に整えること、より多くの体験の場が作られることが、とても大切な支援になります。それは、高度な専門的知識を有する専門家や医療職だから見つけられるものではなく、「普通」の人が丁寧な関わりの中で感じ得るスタイルこそ「ゆう」の特徴の一つです。

⑵　スヌーズレンの部屋を作る

　設計段階から通所施設「ゆう」の一室にスヌーズレンの部屋が計画化されました。それは「重度の障害があって手足がうまく動かせなくても、彼らの中の五感は正常に働いている。知的にハンディがあるかもしれないが、『見るもの・聞くもの・味わうこと・においを感じること・触れる触感』は同じだろう」彼らの感覚知覚の世界を、大切にしたいと当時を振り返りながら飯野は言います。感覚知覚の世界を通して彼らの内面の世界に近づいていくメンバーをどう受け

止めていくのかを「音や光、音楽、感覚の世界」からも見つけたいと考えました。当時は、スヌーズレンの機材に注目が集まっていましたが、「部屋を作ろう」という発想は全国的にも先駆けていたと思います。あくまでも研究や専門家のための部屋ではなく、楽しい場所で楽しい時間を過ごす場、「well being」の一つとして、「well time」を過ごせる場として、メンバーもスタッフ共々ゆっくりくつろげる場をイメージしました。

(3)　スヌーズレンは、メンバーや支援者にとってどんな効果があるのか（役割）

「ゆう」では、メンバーとスタッフが1対1の関係で支援ができる場面が多くあります。その時とても大切なことは、同じ空間の中で「メンバーに共感する」ということ。共に楽しみ共に感激する。音楽や光、ウォーターベッドの揺れの中で、楽しさを共感しながらメンバーを理解していく。五感の中で何がメンバーを楽しくさせているのかを見つけていきます。仮に重度重複障害がある彼らから「教育的な効果を得よう」と強く意識して取り組みだすと、受け身で反応が見えにくい彼らの支援の難しさに直面し、教育者や支援者の自己満足とさらなる困り感だけが満載になることが想像できます。スヌーズレンは五感の刺激に対する要素が多く含まれているので、分析的な評価や効果という視点より緩く「本人が好きな遊具を見つけていく」程度にしていくことがちょうど良いと思います。何に興味を示すのかを通して本人の行動を次に繋げていきます。例えば、オルゴールの音に興味を示し音が出ると喜ぶ方がいたとしましょう。今まで手を使うことを知らなかった彼の近くに、スイッチを置き一緒に押して見せる。自分で押すことに繋げることにより、感覚を通して本人の「意思決定」や「自己選択」の手掛かりにしていくのです（**写真1**）。一人一人の中にあるものに繋げていく手段になることは、人生の幅を広げることに繋がっていくものと考えます。彼らの人生は、マイナスの刺激やいろいろな場面で不自由さを他者に訴えることの難しさをたくさん経験しています。そういう彼らに「喜びを伝える」「楽しさを伝える」ことを基本にした教育や支援はとても大切なことで、それを見つけていくなかに「本人を知っていく、理解していく手掛かり」が多く含まれていると思います。

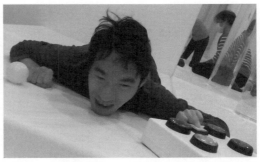

写真1　「意思決定」や「自己選択」の手掛かり

私たち教育者や支援者にとって、とても大切な姿勢になります。

⑷　これからのスヌーズレンに期待すること～部屋の活用について～

　星の輝き、暗い夜の状態、波の音、冷たいプールでの体験、聞きたい音楽等、私たちは自分でその場を求めることができます。メンバーは受け身の世界の中で、時間があれば本当は外に出て体験することが一番良いと思います。特に日本には「四季」があります。豊かな情緒や感受性、その人らしさはそのような社会や地域の人々の中で育まれます。スヌーズレンは、あくまでも自然界に比べると疑似的ではありますが、彼らの内面の世界に近づく（理解する）手段の一つとして役立つでしょう。外に出る機会が多くある者にとっては、単純すぎて、喜びに繋がらない物であるように映るかもしれませんが、ウォーターベッドの揺れやバブルタワーの光と泡の水柱に体を寄せる感覚の中にも、彼らの様々な世界観を広げる取組に繋げていく要素はたくさん含まれています。

2　生活の場のスヌーズレン～「ライフゆう」での取組～

　2014年5月に開所した、「ライフゆう（医療型障害児者入所施設・療養介護事業）」に34.67㎡のスヌーズレン室があります。バブルユニット、バブルユニットミラー、カラーコントローラー、ウォーターベッド、ボールプール、サイドグロウ、ミラーボール、ソーラー250プロジェクター等が整えられています。音楽、アロマの設備もあります。

　「ライフゆう」の方たちは全員車椅子利用ですので、スヌーズレン室にもリフターが付いています。医療的ケアの必要な方たちもいますので、痰の吸引をしたり、空気を送ったり、酸素を送る設備も整えてあります。スヌーズレン室だけでの利用ではなく、器材を持ち出して他の場所で利用したり、施設外の方たちも来て利用することもあります。スヌーズレンを利用するとこんな効果があるとか、そういうことは私達スタッフにはまだはっきりとはわかりませんが、普段どのように使用しているのかをお伝えします。

⑴　「ライフゆう」の入所者の利用

　入所者は、年代が10代から60代まで重度重複障害の方たちです。普段の生活の中で安心できる場、変化を感じることができる場として利用していますが、ご本人の暮らしに少しでも変化があればと使用しています。

　暗い場所が落ち着く人、キラキラ光るものが好きな人、「ウォーターベッド」のゆらゆら暖かさが好きな人、「バブルユニット」のブクブク振動が好きな人、「UVカーペット」はブラックライトが苦手な方もいますが、床に座っている

とき、きれいな光が見えるとうれしくなる人もいます。「サイドグロウ」は触るのを怖がる人もいましたが、身体につけると熱くないのに自分が光ったような感覚になり、ドキドキ感が楽しいようです。「音楽」は最初の頃はディズニーの曲やアニメの曲をかけてスヌー

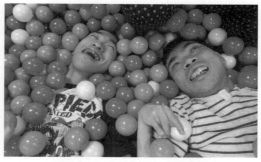

写真2　ボールプールの様子

ズレン室は遊ぶ部屋というイメージが強くありましたが、何のための部屋かを考えると、やはりリラックスできるクラシックやオルゴール等、ヒーリング効果のある曲の方が馴染みます。「ソーラー250プロジェクター」は時々、自分の居室まで持って行き天井に映し出し、床やベッドに横になったまま楽しむこともあります。カラフルな絵も好きですが、イルカが泳いでくる画面は皆大好きです。「ボールプール」に入ると、身体が浮いた感じになって気持ち良さそうです（**写真2**）。ボールをビニールプールに入れて、ベランダや部屋の近くで遊ぶこともあります。「ハンモック」は部屋の中に吊り下げることができるような天井にしてありますが、ほとんど隣の多目的室での利用です。面会に来られた家族と一緒に乗って揺れている人もいます。理学療法士と一緒にスヌーズレン室に入る人もいます。どの場面で一番リラックスできてゆったりと身体を伸ばすことができるか、緊張するのはどんなときか、場面を設定して一人一人の身体の様子を診ています。

⑵　**放課後等デイサービス「ライフゆう学齢デイ」、保育室「みゅう」の子たち、特別支援学校や他の事業所の方たち、面会者・見学者の利用**

　毎日ではありませんが、放課後等デイサービスの子どもたちや「ライフゆう」の中にある無認可保育室の子どもたち（3歳までのスタッフのお子さん）の利用（**写真3**）、　特別支援学校の校外学習の場として利用、見学者や家族が面会時に立ち寄っていくことがあります。それぞれに、それぞれの感じ方や印象があるようです。放課後等デイサービスの子どもたちは、帰宅前にゆっくりくつろぐために利用していたり、保育室の子どもたちは、元気にお気に入りの場所に走って行き思い思いに遊ぶ遊具として利用しています。特別支援学校の校外活動では、短い時間の中でも、すぐに部屋に行き楽しい時間を過ごされているようです。他の事業所の方たちも時々遊びに来られます。せっかくなので効果を期待してという方が多いのですが、この部屋に入ったからといってすぐに何

か本人に効果があるわけではありません。日常にないものを見ることにより、どういうものが好きなのかわかったので、また来ますと言って帰られる方が多いです。

　面会の家族は自由にスヌーズレン室に入って利用しています。家族からは目的はわかっているけれど、ここにカラオケがあったら最高だねと言われる

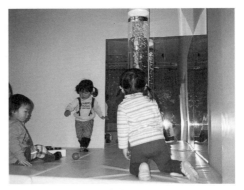

写真３　無認可保育室の子どもたちの利用

ことがあります。見学の方たちは主に福祉関係の方ですが、団体で来られることが多く、案内をするとき、つい全部の器具を動かして話してしまいます。初めてこんなものを見たと言って感心して帰られる方が多いです。

(3)　最後に

　スヌーズレン室はリラックスして様々な感覚を楽しみ、自分の時間を楽しむことができる部屋として作られています。何でも先に頭で考えてから感じたり理解したりすることが多い私たちに比べると、重度の障害を持つ方々は直接に感じる力が大きく、表現は直ぐではありませんが、ちゃんと見ている、聞こえている、匂いを嗅いでいる、柔らかい・硬いをわかっているということを、あらためて気づかされることがあります。そして、それを素直に表現でき、自分を出せる場所がスヌーズレン室になればと思っています。

（森下　浩明・中田　光子）

7　スヌーズレン実践

障害者支援施設 聖マッテヤ心豊苑

　2013年、短期入所棟２階にスヌーズレン・ルームとセミナールームを建設し、スヌーズレンについて実践・研修を行っています。スヌーズレンの多重感覚環境の中で、利用者の筋緊張を和らげたり、運動機能療法を行ったりします。また、精神的に不安定な方に対してメンタルケアとしても行っています。このように障害のある方でも一般の方でも使用できるツールは、学校・福祉施設・企業など様々な場所で活用できます。地域へ発信しニーズに合わせて応えます。

　スヌーズレンについては、たくさんの人が勉強し、実践してみえます。そのため、いろいろなスヌーズレンが存在しています。私たちの施設では、ドイツからクリスタ・マーテンス講師を招き、講義を受講、実践指導していただきました。その指導に基づき実践しています。スヌーズレンでは、静的側面と動的側面をどのように組み合わせて活用するかを大切にしています。

　どのようにして、スヌーズレンをはじめるか、順番に説明していきます。

　スヌーズレンの種類（**表1**）を指導者（介助者）が選択し、スヌーズレン・ルームの環境設定を行います。自由スヌーズレンでは、環境設定についても自由です。

表1　スヌーズレンの種類

1）自由スヌーズレン（余暇） 2）コントロールスヌーズレン 　①教育（学習） 　②セラピー（治療）

　コントロールスヌーズレンは、どのようなスヌーズレンを行うか検討します。例えば、コントロールスヌーズレンは、視覚を刺激するため余計な刺激がないように暗い部屋で光を使います。暗い部屋の中でスポットライトを使うと照らされた場所に集中します。光だけでなく、複数の刺激を必要とするので音で追加したり、香りを追加したりします。初めのうちは、あまり複雑な刺激にしな

い方がよいかもしれません。スヌーズレンは、暗い環境で光や音を利用するイメージが強いのですが、明るい環境で行うこともあります。どのような刺激を使用するのかによっても変わってくると思います。刺激とは、五感による刺激で視覚・聴覚・嗅覚・触覚・味覚のことです。この刺激を私たちが、スヌーズレン・ルームの環境で作り出すことができるように余分な刺激は取り除かれます。

　わかりやすいように、視覚による刺激について、写真で説明します。蛍光灯に青・赤・緑の筒を取付け（**写真1**）、光の三原色として活用しています。各蛍光灯には、調光スイッチがついており、光の強弱ができます。これにより光の色のバリエーションが増えます（**写真2・3**）。部屋の色を替えることで多様に神経を刺激します。例えば、緑色であればさわやかさやリラックスなど、赤色であれば覚醒や興奮などを導き出すことができるでしょう。

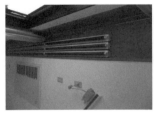 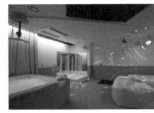 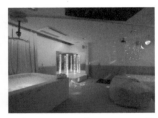

写真1　光の三原色蛍光灯　　写真2　スヌーズレン・ルーム①　　写真3　スヌーズレン・ルーム②

　スヌーズレン・ルームの環境が決まったら、どのような道具を使用するかも決めます。私の場合であれば、筋緊張を和らげるために手足の曲げ伸ばしやマッサージをするための道具（**写真4・5**）を選びます。丸いボールを選び、うつ伏せか仰向けに寝た利用者の筋肉の部分にボールを転がし刺激（**写真6**）します。ゆっくりすることでリラックスしたり、筋肉の緊張が緩んだりします。例えば、紐や布を使うこともあります。紐であれば、紐体操なども行います。体操？と思うかもしれませんが、体操であれば、スヌーズレンの動的なものになります。よりリラックスするために覚醒状態を高くして、その覚醒状態から静的なリラックスに移行します。その差が大きければよりリラックスできると考

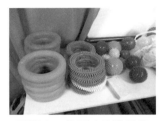 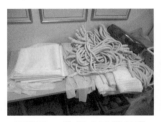 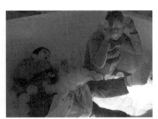

写真4　使用する道具①　　写真5　使用する道具②　　写真6　実際の様子

えます。

　今回は部屋作りや道具の選び方を紹介しましたが、まだまだたくさんの方法があります。学べば学ぶほど奥が深いものです。最後に、スヌーズレンを実践したら、次のために記録を残しておきます。

記録する必要項目

　①氏名・年齢

　②どのような環境にしたのか？

　③どのような道具を使用したか？

　④スヌーズレン・ルームで一番気に入ったものはどれか？

　⑤また、体験したいか？

　項目については、自分達で必要なものを追加します。

　実践では、長時間することが難しいですが、職員研修・外部研修では、長時間の実践を行っています。その実践内容は、3セクションの構成の中で動から静に移行してリラックスを最大に感じられるように考えています。

①　紐を使って体操やストレッチをする動的スヌーズレン―部屋は明るく、楽しい音楽を流す。（15分）

②　ボールやタワシなどを使ってマッサージをする静的スヌーズレン―部屋はやや暗くする。少し落ち着いた音楽を流す。（15分）

③　指導者が本を読み利用者にはリラックスできる姿勢で聞いてもらう静的スヌーズレン―部屋は薄暗く、音楽も眠るような優しい音楽を流す。（15分）

　この流れで45分程度行っています。いつもリラックスできるスヌーズレンを計画します。静的側面を「読み聞かせ」や「マッサージ」を選ぶとそれに繋がるように時間を逆算して、いろいろなアイデアを組み合わせます。その後、部屋の色や流す音楽を決めます。覚醒させたいときには、その逆で静的スヌーズレンから動的スヌーズレンの流れを計画します。スヌーズレンの組み合わせはアイデア次第で創造（想像）力が必要です。自分で創り出すアイデアをどのように演出するか表現するかでスヌーズレン・ルームの環境設定が決まります。たくさんのスヌーズレン・ルームを作ってください。

（西村　知哉）

すべての子どもに スヌーズレンを

8

Relax'Creation project株式会社 SnoezeLab.

　子どもを取り巻く問題が多様化・複雑化している現代において、スヌーズレンは「すべての子どもにとって大切なことが凝縮された環境だ」と深く感じたことがきっかけで、2010年スヌーズレンをすべての子どもたちに普及する"SnoezeLab.（スヌーズレン・ラボ）"という非営利型プロジェクトを立ち上げました。翌年には当該プロジェクトが内閣府主催の地域社会雇用創造事業の起業案件として採択され、協力者を得ながらこれまで「スヌーズレン・ルーム体験」「講座の提供」「スヌーズレン・ルームのコーディネート」という3つの活動を通してスヌーズレンの普及に取り組んできました。

　中でも「スヌーズレン体験」は2010年から行ってきた一番長い活動で、活動当初は子育て支援施設でイベント的に行っていましたが、お母さんたちから「満足した」「近くの支援施設にもこういった場所が欲しい」という声を多くいただいたこともあり、2014～2018年には東京都調布市国領町に「誰でも利用できるスヌーズレン・ルーム」をオープンさせました。

　まずは、そのときの体験者の声を抜粋してご紹介させていただきます。

スヌーズレン・ルームを体験した親子～母親のアンケートより～

(1)　乳児編

- いろいろなものに興味を持ち、いつも以上に積極的に物を触りに行っていた。（10か月男児）
- いつも以上にアクティブに動きまわっていた。（11か月男児）
- 光っているケーブルに興味を持ち、絡まって遊んでいた。（5か月女児）

　これらの回答に代表されるように、乳児はスヌーズレン・ルーム内で活発に動く傾向にあります。これは我が子や他の乳児を見ていて、最も他の空間との差を感じる点です。光や色の変化を発見しやすい環境であることや、乳児が動きやすい環境設定をしていることが影響しているようです。

(2)　幼児編

- リラックスした様子でよくしゃべっていた。（2歳3か月女児）
- 子どもは光や感触を楽しんで落ち着いていた。私自身も癒されリラックスしていたので、子どもも穏やかにしていた。（1歳7か月男児）

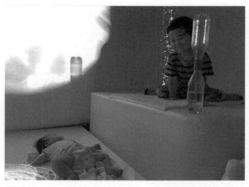

写真1　スヌーズレン・ルーム内の乳児と幼児

- 初めての場所は苦手で癇癪を起こすが、とても楽しく遊んでいてびっくりしました。（2歳男児　母親）

　幼児の体験中の反応は、パーソナリティーやバックグラウンドにより個人差が明確に出ています。これまでで一番印象に残っているのは、A子ちゃん（4歳）のケースです。スヌーズレン・ルームの外では緊張していたのか無表情であった彼女が、部屋に入ると終始笑顔になり、部屋を出た途端にまた無表情に戻ったのです。

　A子ちゃんは日常から肩こりを訴えており、部屋の外で椅子に座っている際は姿勢を正し、肩に力が入りこわばっているように見えました。しかし、スヌーズレン・ルームの中ではとてもリラックスした表情でビーンズクッションの上に寝転び、身体の緊張がほぐれている様子だったと母親も回答しています。また、A子ちゃんの母親はシングルマザーのため、家事・育児・仕事すべての負担を一人で抱えており、事前アンケートでも「子どもとゆっくり向き合う時間がない、今日はゆっくり過ごしたい」と回答していました。母親と一緒にゆっくりと過ごせたことがA子ちゃんにとって良い時間を生み出すことにつながったのではないかと感じました。

　この空間は誰でも気軽に体験できるスヌーズレン・ルームということで、発達障害のお子さんや重度障害のある子が利用しに来てくれることもありました。

(3)　障害児編

- 要観察と言われてもどこへ行っていいか、何をしてよいか分からない。こういう場所があるのは嬉しいです。（2歳男児自閉傾向あり　母親）
- いつも以上にご機嫌だった。自分自身も光に思いの外、癒されることがわかり新鮮だった。（1歳9か月男児ダウン症　母親）
- 近くにスヌーズレン・ルームのある施設がないので、気軽に利用できる場所があって嬉しかったです。（2歳男児重度障害　母親）

　この空間を運営する以前は、障害のある子どもたちの施設にはもっとスヌーズレン・ルームが拡がっていると思っていたのですが、まだまだ身近でないことを知り、障害のある子どもたちや病気の子どもたちへも、もっと届けたいという意識も強まるきっかけとなりました。

　ここまでは母親が子どもたちの様子を見て回答した内容でしたが、次に母親自身の感想です。

⑷　母親編

- いつもより穏やかでイライラすることがなかった（1歳保育園女児　母親）
- すごくすっきりした。子どもとリラックスし楽しめてしっかり向き合えたという実感がいい。（1歳保育園男児　母親）
- 子どもが自分で積極的に遊びに行ってくれるので楽だった（1歳女児　母親）

　実施したアンケートでは、多くの母親が口を揃えて「リラックスできた」と回答しています。ここで興味深いのは、働く母親と専業主婦では対照的な意見が見られることです。働く母親は子どもと向き合えたという満足感を覚える人が多く、専業主婦の母親は、「子どもが自発的に動いてくれるので自分は少し離れて安心してみていられる」という、日常より少し距離をとった関わりができると答える母親が多い傾向にあります。母親たちはどのような状況であれ、子どもたちとの日常になんらかのストレスを抱えており、それが多少なりともスヌーズレン・ルームの中で解消されているようでした。しかし、中には「リラックスできなかった」と答えるケースも存在します。こうしたケースは、対象児や母親にとってはその環境が適していなかったケース、時間帯等が影響し子どもの状態が落ち着かなかったケースだと推測しています。

　こうした母親のスヌーズレン・ルーム体験について、唾液アミラーゼを用いた指標でリラックス度の計測を試みたことがありますが、アンケートでは「リラックスできた」と回答していても、数値的にはストレスが減ったという結果にはならないケースが散見されました。これには様々な要因が考えられますが、どのような状態を「リラックス」と捉えるかは人それぞれである上、上記のように一緒に過ごす子どもの年齢や性格による違いの影響等からも考察は非常に困難であり、生理学的指標による計測の難しさを実感しました。

　なお、この施設は2018年に閉鎖しましたが、その後、2018年から、さいたま市子ども総合センター「あいぱれっと」、2021年4月からはパナソニック株式会社と連携し、誰でも利用できるスヌーズレン・ルーム（センサリールーム）

をオープンし、多くの親子が利用しました（パナソニック株式会社のセンサリールームは2022年1月に閉鎖）。こうして、誰でも気軽に利用できる場所になっていること、利用される方々がその場で癒されていることには価値があると考えていますが、今後はこうした中から深刻な状態にある方々をどう専門家へつないでいくかということにも目を向けていきたいと思っています。

SnoezeLab.の活動は、オランダのWorld Wide Snoezelenの関連団体として認定され、これまで国内外のセラピストや機器会社ともネットワークを構築してきましたが、私たちだけでできることはそれほど多くはなく、「スヌーズレン」を基盤として、同じ志を共にできる専門家や企業との橋渡しをしていくことが私たちの使命であると捉えています。

欧米では日本と比較してスヌーズレンが産業としても発展していることで、消費者は機器の選択肢が多く、体験場所も多く存在しています。

2022年現在、共同研究をしているパナソニックのように消費者への広いアプローチが可能な企業をサポートすることにより、日本におけるスヌーズレンの取組を盛り上げていくことも私たちの役割の一つです。

加えて、私たちの本業は、映像や音楽というメディアやアートを用いた児童の学習やコミュニケーション支援であるため、今後はより自分たち自身のスキルを活かし、多くの施設で誰でも気軽に活用しやすい空間デザインやコンテンツの制作にも邁進し広くアプローチしていきたいと考えています。

「スヌーズレンをすべての子どもたちへ」。次の10年も活動を継続していきます。

一般社団法人スヌーズレン・ラボ

SnoezeLab.ホームページ　http://snoezelab.com/

〒157-0065　東京都世田谷区上祖師谷2-32-35　グランツTM202

（橋本　敦子）

第4章　企業等編

実践のポイント解説

実践のポイント解説

　第 2 章や第 3 章で示してきたとおり、スヌーズレンはわが国でも学校や福祉施設等で数多くの実践が行われています。第 4 章では、スヌーズレン機器の研究・開発・販売に携わっている企業・大学を紹介します。

　第 1 節の「株式会社ピーエーエス（PAS）」は、作業療法士である野村寿子専務取締役が「スコットランドで体験したスヌーズレンの心地よさを伝えたい」という思いから、会社を設立し、スヌーズレン機材の輸入・販売を行っています。また、野村さんは自らの会社の一角に「スヌーズレン・ルーム」を開設し、スヌーズレンの効果に関する調査を行っています。

　第 2 節の「東洋大学ライフデザイン学部人間環境デザイン学科」は、ユニバーサルデザインの考えに基づいた、すべての人が暮らしやすいデザインとは何かについて追求する学科です。主な研究活動のひとつとして、「スヌーズレン機材の開発」をとりあげ、国内外のスヌーズレン活用の調査研究、産官学連携として川越商工会議所・KOEDO会との「和のスヌーズレン」機材の共同開発を行っています。

　以上、本章で紹介する企業・大学がスヌーズレンにそれぞれの経緯からかかわりをもっていることを簡単にご紹介しました。各企業・大学の詳細については、それぞれ独自にスヌーズレン機器の研究開発、販売で積極的に取り組んでおりますので、読者の皆様にも参考にしていただきたいと思います。

（西木　貴美子）

1 スヌーズレンをもっと効果的に使うために

株式会社ピーエーエス

　20年前、スコットランドで行われた学会の帰りに立ち寄ったスヌーズレンのコンセプトで作られた施設アッシュグリーン。そこで私は1時間のスヌーズレン体験をさせてもらいました。驚くほどのリラックス。ドッとほどけていく自分の緊張。「あ〜私ってこんなに疲れていたのだ」と、リラックスして初めて気づくことができたことに衝撃を受け、とても幸せな気持ちになって、そこからの旅を存分に楽しむことができました。「障害があってもなくても心地よさが元気を作り、自分の能力を最大に引き出してくれる」という感動的なスヌーズレン体験から2年後、私は「心地よさから生まれる元気のシステムをつくる」という会社PAS（Perception and Action Space）を設立し、スヌーズレン機器を販売し始めました。だから私のスヌーズレン実践の基本には、自らの体験したあの心地よさを伝えたい!!という思いがあります。そして心地よさから生まれる様々な発達的変化を見逃すことなく次の快適さへと導く。それがスヌーズレンという多重な感覚空間における作業療法士としての私の関わりであると言えます。

　会社の倉庫の一角に私たちの小さなスヌーズレン・ルームがあります（**写真1〜3**）。

　バブルチューブ、イルミネーションボールプール、ディスクローテータ、光ファイバー、そして、リーフチェア。6畳ほどの小さな部屋に所狭しと置かれた大きな遊具は、明かりを消すとそれぞれが存在感を持つため部屋の狭さを全く感じなくなります。そして多重な感覚環境の中で自らの興

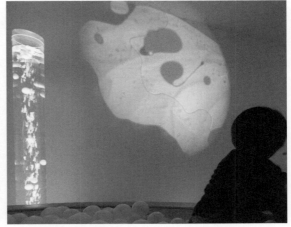

写真1　スヌーズレン・ルームの様子①

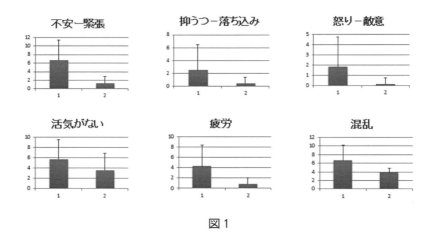

図1

味をもとに感覚情報と関わり始めると、不思議と他に誰がいても気にならず、自分だけの心地よい空間となるのです。

　私たちの研究において、30分のスヌーズレンの多重感覚空間の利用で自律神経のバランスが整い、怒りや混乱、不安といった感情が安定するという結果がみられています。これはスヌーズレンの多重感覚空間及び使用する機器の持つ感覚情報が、それだけでも人に多くの良好な影響を与える可能性があるということを表しています。

　しかし、様々な障害により環境との関わりに難しさがある場合、「環境の持つ人の変化を穏やかに導く要素」を効果的に受け取ることを援助する必要があります。スヌーズレンの多重感覚空間を効果的に紹介すること、視覚的にゆったりとしたムードを表現すること、安全に介助して怖さを感じないように移乗のサポートをすること、など機器を楽しむ前の導入からサポーターが「大丈夫」の情報を伝えるということも、スヌーズレンという魅力的な空間を効果的に使うための大きなポイントです。

　昨年の夏、私は高校生のAくんに出会い

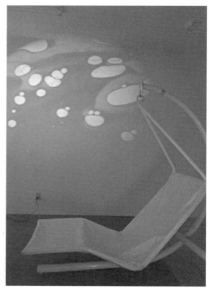

写真2　スヌーズレン・ルームの様子②

ました。Aくんには脳性麻痺のアテトーゼタイプという障害があり、自分の体の動きをコントロールすることが難しいのです。私の会社を訪れた時も、初めての場所に対する緊張もあり、険しい表情で体を反り返らせ手足を強い力で大きくばたつかせている状態でした。私はAくんの体がどのくらいリラックスすることができるのかを知るために、彼をスヌーズレンの部屋へと誘ってみました。

　「素敵なお部屋に行ってみない？」という誘いにテンションが上がり、ライトアップした部屋を見てさらに手足をバタバタさせ、Aくんの体の緊張はさらに高まっていました。

　私はAくんを車椅子から抱き上げ、まずリーフチェアに乗せました。より体が安定するようにリーフチェアの上には体がフィットするマットを敷き、頭を保ちやすいように枕を用意しました。

　私たちの体は、重力の影響を受けて座っている間でも常に緊張しています。緊張を緩めるための最大の効果は重みから解放することです。リーフチェアの角度と揺れは重力の負担を見事に受け止め、普段の生活で負担となる体の重さを心地よさに変えます。私はAくんの傍らでより空間に馴染むように、チェアーの揺れをゆったりと音楽に合わせるようにコントロールしました。そして私は、彼に壁に映し出されたディスクローテータの画像を見るように促しました。

　体には意識を向けると緊張するという特徴があります。つまり体が反り返る緊張を気にして無理にコントロールしようと意識することによって、さらに緊張を高める結果になってしまいやすいのです。ディスクローテータに意識を向けることによって、Aくんは体のコントロールに向かっていた意識から解放され、バタバタとした動きが止まり、笑顔で私の語りかけに答えながら環境を楽しむことができるようになりました。できるようになったことを私は彼にフィードバックします。言葉で共有し、自らできたことを意識化することも、学習を積み重ねるための重要なポイントとなります。

　次にAくんをイルミネーションボールプールに誘ってみました。体の重みをボールが受け止めてくれる心地よさを伝

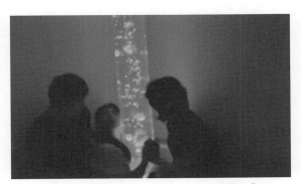

写真3　スヌーズレン・ルームの様子③

えるために、まず私は一緒にボールプールの中に入り彼の頭部に枕を当てて支えました。うまくボールに体を預けることができるとリラックスするボールプールでも、不安定さが強調されると逆に体を緊張させることにつながってしまいます。頭部を軽く支えられるだけで体の動きをコントロールすることができるとわかったAくんは、柔らかく手を開いてボールに触り始めました。

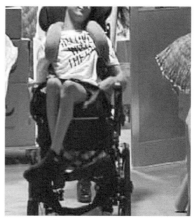

写真4　Aくんの様子

　さらにボールプールから眺めていたバブルチューブへ移動。スヌーズレンの多重な感覚空間は、一つの機器で十分に楽しむことができたら、そこから見えている次の活動へ、あるいは同じ遊具を使って別の関わり方へというように、活動を自然に無理なく発展させることができるという特徴があります。

　バブルチューブをはさんで正面に座り、Aくんにチューブの振動と水の音の存在を伝えます。このように感覚を伝え共感することも、スヌーズレンの醍醐味です。そして「感じて－わかる」ことが心身のリラックスを導きます。しかもスヌーズレンで用いる感覚情報はそれを利用する人との関係の中でとてもストレートにクローズアップされるので、セラピストはその関係性の中で完全に黒子的に介入することが可能となります。つまり、発達にとって最も重要な達成感、満足感が自分のものとして受け入れやすく、次に発展しやすい活動であると言えます。

　そして15分後、スヌーズレンの部屋を出た時、Aくんの体の緊張は驚くほど緩み、手も足もゆったりとした状態で車いすに体を預けることができていました（**写真4**）。

　このように、一見心地よいだけに見える多重な感覚空間は、適切な介入によって日常の心身のストレスから解放されて、非常に短時間で効果をもたらす魔法の空間とすることができるのです。

（野村　寿子）

2 国産スヌーズレン器材の研究開発
～日本独自のスヌーズレン器材と環境のデザイン提案～

東洋大学ライフデザイン学部人間環境デザイン学科

1 東洋大学ライフデザイン学部人間環境デザイン学科とは

　筆者が在籍している人間環境デザイン学科は、2006年4月に開設された東洋大学において初のデザイン系の学科です。ただ、デザイン系と言ってもアートの方ではなくユニバーサルデザインの考えに基づいた、すべての人が暮らしやすいデザインとは何かについて追求する学科です。この学問をカバーするために15人の専任教員が配置されています（**写真1**）が、その専門領域は建築分野、工学分野、デザイン分野と多岐に渡ります。教育内容としては、1、2年次を通して人間環境デザイン学の基礎について演習を行いながら身に付けて行きます（**写真2**）。3年生

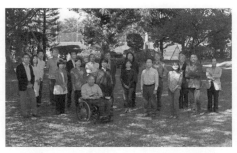

写真1　人間環境デザイン学科教員

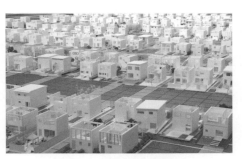

写真2　演習課題の評価

からは、空間デザインコース・生活環境デザインコース・プロダクトデザインコースの3つの専門コースに分かれて学びます。各コースの教育内容は以下の通りです。

- **空間デザインコース**…人々が暮らしていくための空間のデザインを構築するための建築意匠、建築計画、都市計画、まちづくり、バリアフリーなどを学びます。
- **生活環境デザインコース**…すべての生活者の視点に立った生活の場のデザインを住居学、住居環境計画、生活支援機器のデザインなど人間中心設計について学びます。

・**プロダクトデザインコース**…製品のデザインを中心に、情報デザイン、インタラクションデザイン、メカトロニクスなど人々の豊かな暮らしを追求します。

　また、3年生秋学期から各研究室に配属され、4年生で担当教員の指導のもと卒業研究・卒業制作のいずれかを選択して取り組んでいきます。こうして学んだ学生達は、様々な職種に就職しており、就職率は96.5%（2015年度現在）を達成しています。

2　スヌーズレンとの出会い

　私が東洋大学・ライフデザイン学部・人間環境デザイン学科に着任したのは2013年4月です。前職は、国が行う職業訓練施設に機械系の指導員として19年在籍しておりました。専門は福祉工学で、大学では生活支援機器デザインを指導しています。現在の主な研究活動は3つあり、①モーションキャプチャーを用いた歩行分析・動作分析、②スヌーズレン器材の開発、③フランス語圏の福祉施策の調査研究、です。①の歩行分析では、脳卒中片麻痺の方や変形性膝関節症のための装具を装着した際の歩行分析などを行ってきました。主に沖縄県の金武町に本社がある株式会社

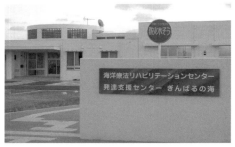

写真3　ぎんばるの海

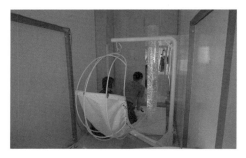

写真4　スヌーズレン・ルーム

佐喜眞義肢と共同で研究を進めております。②のスヌーズレン器材の開発は、東洋大学に着任してから始めた研究活動です。きっかけは学生を引率して沖縄のゼミ合宿に行ったときでした。佐喜眞義肢と同じく金武町に学校法人智晴学園琉球リハビリテーション学院があり、ゼミ合宿の研修先としてお世話になっております。琉球リハビリテーション学院は、作業療法学科、理学療法学科、メディカルスポーツ柔道整復学科、社会福祉学科、海洋リハビリテーション学科があるセラピストを養成する専門学校です。それと併設して発達支援センター「ぎんばるの海」という発達障害児支援の施設があります（**写真3**）。施設内には、感覚統合訓練の器具や精神沈静のためのスヌーズレン・ルーム（**写真4**）

があり、特に沖縄だけにカヌーやSUP（スタンドアップパドルボード）など
のマリンスポーツを通した海洋療法を行っています。ぎんばるの海でのスヌー
ズレン・ルームの使い方としては、感覚統合訓練の器具や海洋療法で十分に遊
んだ子どもたちをそのまま親御さんに帰すと自宅でも興奮状態が続く恐れがあ
るので、帰宅前のクールダウンとして活用しているようです。ゼミの学生は、
ぎんばるの海での施設見学でスヌーズレンに着目し、卒業研究では、ボタンを
押すとLEDが光るとともに、音階や音楽が流れる装置を考案して発表しまし
た。これが嶺研究室でスヌーズレン研究を始める出発点となりました。3つ目
の研究活動である③フランス語圏の福祉施策の調査研究においては、高齢者施
設でのスヌーズレンの活用を視察しましたので、次の項でご紹介いたします。

3　フランスの高齢者施設でのスヌーズレン活用について

　前述したように、現在、フランス語圏の福祉施策について調査研究を進めて
おります。研究テーマの正式名称は、「フランス語圏（Francophonie）におけ
る高齢者・障碍者福祉施策に関する現状調査と生活環境デザイン教育の可能性
に関する研究」です。私は、1999年4月から2001年3月までの2年間、JICA
（旧国際協力事業団）に出向して職業訓練の長期派遣専門家としてセネガル共
和国のダカール市内にある職業訓練施設CFPT（Le Centre de Formation
Professionnelle et Technique）に派遣されておりました。セネガルの公用語
がフランス語であり、また、専門が福祉工学であったことからフランス語圏の
福祉施策について興味をもち、東洋大学に着任してから2016年度・2017年度の
2年間の研究期間で上記研究テーマにおける調査研究を行うことになりました。
2016年度はフランスを中心に調査研究を行いましたが、Lyon市内にある
KORIAN le Clos d'Ypresの高齢者施設を視察しました。このKORIANグルー
プは、フランスを中心にドイツ、イタリア、ベルギーに事業展開している高齢
者施設で、ヨーロッパに596施設あり、その内フランスは364施設（29,492床）
を保有しています。フランスの高齢者施設には、医療的ケアがあるかないか
で分けられますが、KORIANグループでは、EHPAD（Etablissement
d'hébergement pour personnes âgées dépendantes）と呼ばれる医療的ケア
付きの高齢者施設（Maisons de retraite médicalisées）を経営しています。
施設によって受けることのできるサービスが違い、全ての施設でスヌーズレン・
ルーム（Espace multi-sensoriel）がある訳ではありませんが、視察したLyon
市内のle Clos d'Ypresは、専門スタッフがいる比較的大きなスヌーズレン・

ルーム（**写真 5**）でした。導入器材としては、バブルチューブやプロジェクター、サイドグロウなどが一通り揃っていましたが、対象が高齢者なので昔懐かしい写真（**写真 6**）や音楽を流して、記憶を活性化させるなど工夫した対応を行っているようでした。フランスの高齢者施設でのスヌーズレンの導入状況については、日本と同様にまだこれからとのことでした。

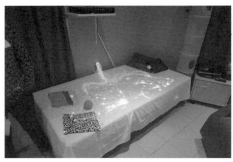

写真 5　スヌーズレン・ルーム

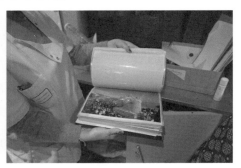

写真 6　昔を思い出す写真など

4　川越商工会議所・KOEDO会とのスヌーズレン機材の共同開発について

　川越商工会議所にはKOEDO会という異業種交流グループがあり、その中に福祉・介護分科会があります。KOEDO会との出会いは、本学の産官学連携推進課を通してKOEDO会への福祉分野に関する勉強会を企画開催してもらいたいとの依頼がきました。勉強会では、①子どもの図形認識能力向上を目的とした玩具、②スヌーズレン機器の開発に向けて、の２つのテーマで今後の研究開発の発展性を議論しました。議論をした結果、スヌーズレン機器の開発が採択されました。理由としては、スヌーズレン機材の多様性とKOEDO会の会員企業の様々な技術力を生かせる可能性があるとのことでした。最初に試作したのはスヌーズレン機材の中でも三種の神器と言われるバブルチューブでした。また同時にゼミの学生の卒業研究として考案したデザインチューブも制作しました。このデザインチューブのコンセプトは、タンブラー型のチューブ内に自分の好きな柄を入れて、既存のバブルチューブに被せることで個人の趣向に合ったバブルチューブが楽しめる点です。これらの試作したバブルチューブとデザインチューブを当大学の大学祭である朝華祭に「和のスヌーズレン」（**写真 7**）を企画して展示しました。本来スヌーズレンとは海外で発祥したものですが、和のテイストを融合することで、より日本人に合ったスヌーズレンが提案できることを企画コンセプトとしています。この和のスヌーズレンは、多くの来場

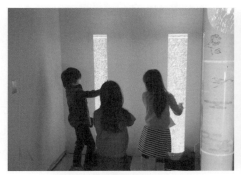

写真7　和のスヌーズレン

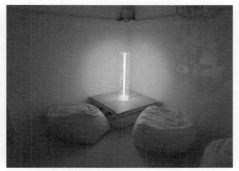

写真8　新型バブルチューブ

者の方から高評価を得ることができました。その後、発達障害児支援施設ぎん
ばるの海のスヌーズレン・ルームに設置し、評価していただきました。その時
も良い評価をいただきましたが、改良しなければならない点も出てきました。
そこで、当大学の工業技術研究所のプロジェクト研究に応募し、採択されまし
たので、その研究予算で新型のバブルチューブの設計と製作を行いました。こ
の新型のバブルチューブ（**写真8**）のコンセプトは、従来の光源の配置を変え、
縦にLEDを配置したデザインに変更しました。また、壊れにくくメンテナン
スしやすい仕様に仕上げました。現在、さいたま市のさくら草特別支援学校、
放課後等デイサービス・スマイルリズム、スヌーズレン・ラボに設置し、ご評
価いただいております。

（嶺　也守寛）

おわりに

　障害のある人たちが自由に探索行動ができる、リラックスできる心地よい環境を提供するスヌーズレンは、近年、世界中に急速に広がっていると言われています。日本でも、スヌーズレンを取り入れて活動する特別支援学校や福祉施設が増加してきています。しかしながら、特別支援学校の先生方と話をしていると、具体的にどのように教育に活用していけばよいのかよくわからないとか、リラクゼーションさせる方法として効果があるというのは理解しているが、それ以外に具体的な活用の仕方が今ひとつわかっていない、教育課程上どのように位置づけて実施するのがよいのか難しい等の声が聴かれます。確かに、我が国においては、スヌーズレンとはリラクゼーションを主たる目的としたレクリエーション活動といった認識が根強いとも言われています。また、日本に見合った活用方法を、もっと積極的に創出すべきとの指摘もあります。

　この問題を解決するには、スヌーズレンに関する基礎知識のみならず、その活用方法について、もっと情報共有し、利用者が自分のしたいことを自分で選択し、自分で探索することの楽しさや心地よさを大切にする、関わる介助者や指導者が利用者のありのままを受け入れ、スヌーズレンを取り入れ活用しようと考えるすべての者が共に楽しむ方法や工夫の情報交換をすることが何より重要なことと考えます。

　本書はこの願いを叶えるため、全日本スヌーズレン研究会理事会が中心となって企画しました。今後、スヌーズレンが、障害のある人たちや認知症等高齢者に対しての活用だけでなく、障害の有無にかかわらず、通常の保育所や幼稚園での幼い子どもや不登校の子ども等、誰もが活用でき楽しめる空間や指導法として、ますます重視されるのではないかと考えています。その折の参考書として利用されることを願っています。

　また、全日本スヌーズレン研究会は我が国の実情に合った活用方法を相互に共有するため一層邁進していきたいと考えています。

全日本スヌーズレン研究会 理事　後上 鐵夫

編 集・執 筆 者 一 覧

編　集 ————————————————————————————

柳本　雄次　　全日本スヌーズレン研究会 会長，東京福祉大学 教授

大崎　博史　　全日本スヌーズレン研究会 理事，
　　　　　　　国立特別支援教育総合研究所 総括研究員

逵　　直美　　全日本スヌーズレン研究会 理事，東京都立光明学園 主任教諭

執　筆 ————————————————————————————

はじめに
柳本　雄次　　前掲

第1章
大崎　博史　　前掲（第1章1，2）

逵　　直美　　前掲（第1章3の1）

後上　鐵夫　　全日本スヌーズレン研究会 理事，
　　　　　　　国立特別支援教育総合研究所 名誉所員，
　　　　　　　前 大阪体育大学 教授（第1章3の2）

野澤　純子　　全日本スヌーズレン研究会 理事，國學院大學 教授（第1章3の3）

柳本　雄次　　前掲（第1章4）

西木貴美子　　全日本スヌーズレン研究会 理事，
　　　　　　　東大阪大学短期大学部 准教授（第1章5）

第2章
逵　　直美　　前掲（実践のポイント解説，第2章4）

渡邊真弥子　　札幌市立北翔養護学校（第2章1）

大塚　友美　　札幌市立北翔養護学校（第2章1）

西塚　裕人　　埼玉県立越谷特別支援学校（第2章2）

岡田　敏男　　千葉県立松戸特別支援学校 自立活動部（第2章3）

奥山　　敬　　東京都立光明学園（現 國學院大學 非常勤講師）（第2章4）

鈴木　　卓　　東京都立光明学園（現 東京都立永福学園 主任教諭）（第2章4）

藤澤　　憲　　全日本スヌーズレン研究会 理事，
　　　　　　　和歌山県立和歌山さくら支援学校
　　　　　　　（現 和歌山県立紀伊コスモス支援学校）（第2章5）

柿木昭一郎　広島市立広島特別支援学校
　　　　　　（現 広島市立八幡東小学校 教頭）（第2章6）

橘　　紀子　香川県立高松養護学校
　　　　　　（現 香川県立香川丸亀養護学校）（第2章7）

田平　博一　宮崎県立清武せいりゅう支援学校
　　　　　　（現 宮崎県教育委員会 指導主事）（第2章8）

飯島　杏那　筑波大学附属久里浜特別支援学校幼稚部（第2章9）

第3章

野澤　純子　前掲（実践のポイント解説）

石橋須見江　社会福祉法人パステル 常務理事（第3章1）

北川　桐子　前 全日本スヌーズレン研究会 理事，
　　　　　　元 東葛医療福祉センター光陽園 看護師（第3章2）

荒木　愛深　前 全日本スヌーズレン研究会 会長，
　　　　　　五感タッチング 代表（第3章3）

内藤　貴司　全日本スヌーズレン研究会 理事，
　　　　　　横浜市南部地域療育センター通園課 主任
　　　　　　（現 川崎西部地域療育センター通園課 主任）（第3章4）

清田　正史　横浜市東部地域療育センター通園課（第3章5）

森下　浩明　社会福祉法人みなと舎 総合施設長（第3章6）

中田　光子　社会福祉法人みなと舎 ヘルパーゆう 管理者（第3章6）

西村　知哉　全日本スヌーズレン研究会 理事，
　　　　　　障害者支援施設 聖マッテヤ心豊苑（第3章7）

橋本　敦子　Relax'Creation project株式会社（SnoezeLab.代表）（第3章8）

第4章

西木貴美子　前掲（実践のポイント解説）

野村　寿子　株式会社ピーエーエス 専務取締役 作業療法士（第4章1）

嶺　也守寛　東洋大学ライフデザイン学部人間環境デザイン学科 教授（第4章2）

おわりに

後上　鐵夫　前掲

（掲載順、所属・役職は原稿執筆時）

■ ISNA日本支部・全日本スヌーズレン研究会

　全日本スヌーズレン研究会は、2008年に国際スヌーズレン協会（ISNA）の代表であったMertens博士からの要請を受けて、2012年1月にISNA日本支部・全日本スヌーズレン研究会として発足。教育・医療・保健・福祉・介護等の分野におけるスヌーズレンを総合的に研究・実践し、スヌーズレンの普及を図ることを目的としている。年間1～3回の研究会・講演会の開催、関連学会（日本特殊教育学会、日本発達障害学会等）における自主シンポジウムの実施、機関誌『スヌーズレン研究』の刊行などを行っている。

※本書は、主に2017年の実践をもとに加筆修正したものである。

使ってみよう！スヌーズレン

2022年9月17日　初版第1刷発行

監　修　全日本スヌーズレン研究会
編　著　柳本 雄次・大崎 博史・遠 直美
発行人　加藤 勝博
発行所　株式会社ジアース教育新社
　　　　〒101-0054　東京都千代田区神田錦町1丁目23
　　　　宗保第2ビル5F
　　　　TEL 03-5282-7183　FAX 03-5282-7892
　　　　URL https://www.kyoikushinsha.co.jp

表紙デザイン　土屋図形株式会社
印刷・製本　株式会社創新社
ISBN 978-4-86371-639-1
Printed in Japan
定価は表紙に表示してあります。
乱丁・落丁はお取り替えいたします。禁無断転載